KB150067

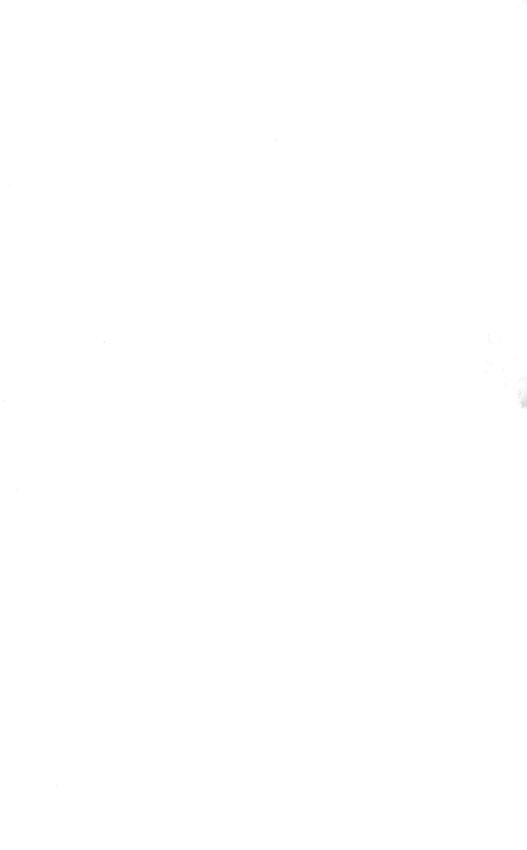

팔기통

八玩氣通法
팔 완 기 통 법

정정길 지음

겨레의 민족의학을 살려야 한다!

병유심생(病由心生) 업유심작(業由心作)의
해결방책으로서의 팔완기통법(八玩氣通法)

조선 중기의 대표적인 성리학자로서 자는 경호(景浩) 호는 퇴계(退溪) 이황(李滉) 선생이 계셨다. 경북 그는 안동시 도산면 온혜리에서 태어나셨고, 도산서원을 중심으로 많은 제자를 배출했다.

이황 선생의 편저인 『활인심방(活人心方)』의 '활인심(상) 현주도인 함허자 편(사단법인 퇴계학연구원 소속 어느 고전번역가의 번역에 의함)'의 그 서두에 대한 번역 중의 일부 대목에서,

"구선(臞仙, 주권(朱權) 자신을 가리킴)이 말한다. 옛날 신인(神人, 장생불사하는 사람과 같이 그 모습, 행동, 능력이 보통사람을 뛰어넘는 신기한 사람, 즉 신선이라고 봄)과 성인(聖人, 상고시대에 뛰어난 능력과 지혜로 원시적 인류를 계몽시킨 태호(太昊)이하 천자를 가리킨다고 봄) 시대의 의술은 사람의 마음을 치료할 수 있어서 미리 질병에까지는 이르지 않게 예방할 수 있었다.

오늘 의술—『황제내경(黃帝內經)』, 『소문(素問)』, 『상고천진론(上古天眞論)』의 첫머리에 나오는 황제가 기백에서 묻는 문답 중의 문구—을 하는 사람들은 오직 사람의 질병만을 치료할 줄 알뿐, 사람의 마음은 치료할 줄 모른다.

이는 근본을 버리고 말단을 쫓아다니며 그 근원을 캐어 들어가지 않기 때문이니 그 말단으로 흘러나오는 현상을 공격해서 질병이 낫기를 바란다면 이 또한 어리석지 않겠는가? 비록 한때의 요행으로 편안케 한다 할지라도 그것은 세상에 흔히 있는 사람 잡는 의술일 뿐, 내 것으로 만들기에는 부족하다. 참으로 병이 마음으로 말미암아 생기고, 세상만사인 업보가 마음으로 말미암아 만들어짐을 모르는 것이다."

여기에서 필자는 동양의 한의학 등이 분명 본 의학이며, 서양의 잡다한 현대의학이 그야말로 대체의학임을 새삼 절실히 느꼈다고 보겠다.

현대의학사 중 '병이 마음으로부터 온다'는 명제가 출현하기 시작한 지는 그렇게 많은 시간이 지난 것으로는 볼 수 없다고 하겠다. 또한 위 서문(활인심)에는,

"음강씨 때는 물이 더럽고 음기가 엉겨서 백성들의 몸이 무거워 자주 넘어지는 병으로 괴로워하므로 춤을 만들어서 기와 혈을 소통하게 하였다. 도인의 지혜가 이미 있었던 것이다.

그래서 사람들이 일찍 죽거나 병에 걸리는 일이 없었는데 그렇게 순수하던 기운이 흩어지고 나자 백성들이 질병과 재

액에 걸리는 일이 많아졌다.

그런 다음에 헌원 황제가 원리를 짓고 기백이 그것을 펴내자 의약의 처방이 시행되기에 이르렀다. 그러므로 성인은 아직 병이 나기 전에 다스리고, 의사는 병이 든 후에 치료한다. 아직 병이 들기 전에 다스리는 것은 마음 다스리기라 하거나 수양이라고 말한다.

병이 이미 든 뒤에 치료하는 것을 약물 복용이라 하거나 침과 뜸이라 한다. 비록 다스리는 법에는 두 가지가 있지만 병의 근원은 하나니 마음으로 말미암지 않고 생겨나는 병은 있을 수 없다.

노자는 마음이 신(神)—여기서는 불가사의한 능력으로 사람의 생명과 정신작용을 주관하는 어떤 힘을 말하고 있다. 일반적으로 신이라는 용어는 산천의 신령, 불가사의한 변화, 사람의 정신과 의식, 사람 생명활동의 총화, 마음과 같은 것, 신선, 뇌기능 내지 중추신경계의 작용, 사람의 모든 것을 주관하는 주인옹으로서의 원신, 내단 수양으로 형성되는 신적 존재 등을 가리키는 용어로 널리 쓰인다—의 주인이니(신이) 움직이거나 움직이지 아니함이 마음을 따르게 된다고 말하였다. 마음은 불행한 일의 근본이기도 하고, 우주 근본 바탕의 으뜸이기도 하다.

신이 고요하면 심군—마음이 사람의 심리적이고 생리적인 현상을 모두 거느리고 주재하는 이치가 마치 임금이 나라를 다스리는 것과 같다하여 심군이라 부리기도 한다—이 넉넉하고 편안하여 모든 경맥—동양의학에서 생리현상의 기본 요소가 되는 기와 혈이 순환하는 기본 통로를 가리키는데, 12개의 정경맥, 경별, 경근과 8개의 기경맥으로 이루어져 다. 그리고 기를 통과시켜서 각 해당 장부와 기관들에 이르게 하여 정상적인 생리기능을 유지하게 하며 온몸을 하나의 통일체가 되도록 유기적으로 연결되어 있다.

경맥으로부터 가늘게 퍼져서 온몸을 그물처럼 덮고 있는 것을 경락이라고 하며, 경맥 가운데 특히 중요한 역할을 담당하는 지점을 경혈이라고 부름—의 운행이 순조롭고, 건강하게 되며, (신이) 움직이면 기와 혈이 흐리고 어지러워져서 모든 병이 서로 쳐들어온다.

따라서 마음자리—우주의 근본 바탕이 사람에게 타고난 것을 성(性)이라고 하는데 이 성으로부터 심리적 현상을 가리키는 여러 정(情)이 피어나게 된다. 따라서 성을 심리적 현상, 즉 마음의 근본자리라 말할 수 있다—가 고요하면 정서가 가라앉지만, 마음이 움직이면 신이 피로해지는 것이다.

그리고 참된 것을 지키면 기를 통솔할 능력[志]이 속으로 가득차게 되지만 (그렇지 못하고) 바깥 사물을 따르면 마음의 초점이 제자리를 벗어나서 옮겨가게 된다. 이때 신도 달려나가고 신이 달려나가면 기가 흩어지는데, 기가 흩어지면 병이 생기고 병이 생기면 다치거나 죽게 된다.

비록 이 말은 흔히 들을 수 있고 아무나 할 수 있는 말이지만 진리의 오묘함이 가장 합치되는 말이다."

여기에서 우리 인간의 생명현상인 정(精)·기(氣)·신(神)의 현상들과 업(業)의 결과인 질병의 치료가 극히 힘든 사실들에 있어서 다행히 천우신조로 퇴계 선생의 『활인심방(活人心方)』을 만났으니, 하나하나 그 사유를 밝히고자 한다.

필자의 앞서 출간한 『팔완기통법(八玩氣通法)』에서 약간 언급한 바 있는 인간의 업(業)에 대한 내막을 알고, 그 내용을 보다 윤택하게 할 수 있는 순간들이 현실로 주어짐을 오직 '천지신명의 보은'으로 생각한다.

그리고 새로운 도약을 다짐하며, 소위 의사의 '질병 치료에 대한 소견 없음'의 명처방전으로 등장한 이 팔완기통법이 기필코 세계보건기구(WHO)에서 주도하는 미래의 '영적 건강시대'를 맞이하는 선봉에 서기를 주저하지 않겠다. 이 모든 것을 천지신명께 엄숙히 맹세하는 바이다.

함양 안음현 원학골 마지막 큰 산하 동녘 초막움터에서
새벗 씀

차 례

제3부 각종 질병에 대한 효과

제4부 방향과 과제

제5부 활인심방(活人心方)

제6부 목이 쉰 뻐꾸기의 절규

부록

편작온구건강요법(팔완기통법)이란 무엇인가?

기혈 소통 강화법인 '팔완기통법'은 편작온구법 연구소에서 제작 판매하고 있는 편작온구기(쑥뜸기)를 사용하여 시구치료하는 방법이다.

(기구는 의료기 판매소에서 2~3만 원대에 구입할 수 있고 자세한 설명서는 비매품으로 증정하고 있다.)

문의전화 02-923-9836

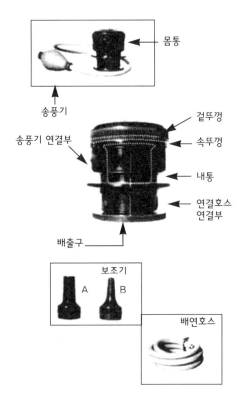

몸통

송풍기

겉뚜껑

송풍기 연결부

속뚜껑

내통

연결호스 연결부

배출구

보조기

A   B

배연호스

사용 방법

1) 그림과 같이 송풍기를 몸통에 연결한다.

2) 겉뚜껑을 열고 속뚜껑을 연다.

3) 내통에 쑥을 6g(작은 달걀 크기, 온구 25~30분 분량) 가량 넣은 후 쑥에 불을 붙인다.

4) 쑥이 불에 충분히 타면 속뚜껑을 닫고 겉뚜껑을 닫는다.

5) 송풍기를 누르면서 배출구를 환부에 대고 온구한다.

6) 처음에는 송풍기를 조금 빠르게 눌러 주면서 온구한 후 배출열이 뜨거워지게 되면 송풍기를 천천히 누르면서 열도를 조절해 가며 온구하도록 한다.

7) 보조기 A는 좁은 부위(종기, 천식, 손가락 등)를 온구할 때 배출구에 접촉시켜 사용한다.

8) 보조기 B는 중이염, 치통 등 인체 내부와 배출구 부위가 직접 닿지 않는 곳을 온구할 때 사용한다.

9) 배연호스는 연기를 배출시키는 용도이며 겨울철이나 밀폐된 방안에서 온구할 때 그 끝을 문 밖으로 빼내어 사용한다.

주요 경혈도(主要經穴圖)

前面

1. 제중(臍中)
2. 위중(胃中)
3. 심궐(心闕)
4. 기해(氣海)
5. 석문(石門)
6. 단전(丹田)
7. 방광(膀胱)
8. 포문(砲門)
9. 자호(子戸)
10. 비중(脾中)
11. 담중(膽中)
12. 폐근(肺根)
13. 천돌(天突)
14. 명당(明堂)
15. 목창(目窓)
16. 삼리(三里)
17. 회양(會陽)
18. 회음(會陰)
19. 용천(湧泉)

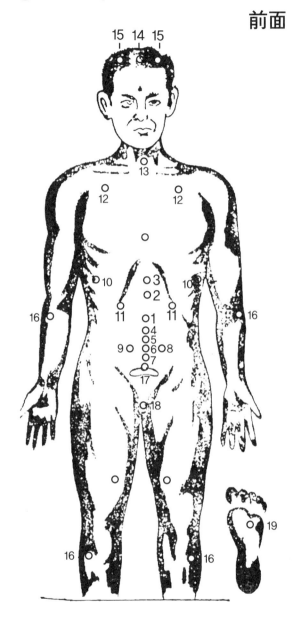

後面

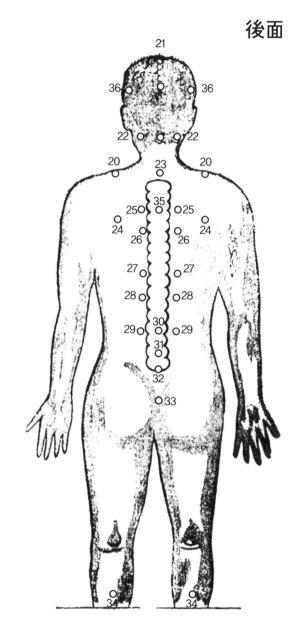

20. 견정(肩井)
21. 뇌호(腦戶)
22. 명신(明神)
23. 대추(大椎)
24. 고황(膏盲,肓)
25. 폐수(肺腧)
26. 심수(心腧)
27. 간수(肝腧)
28. 비수(脾腧)
29. 신수(腎腧)
30. 명문(命門)
31. 양관(陽關)
32. 요수(腰腧)
33. 장강(長强)
34. 승산(承山)
35. 신주(身柱)

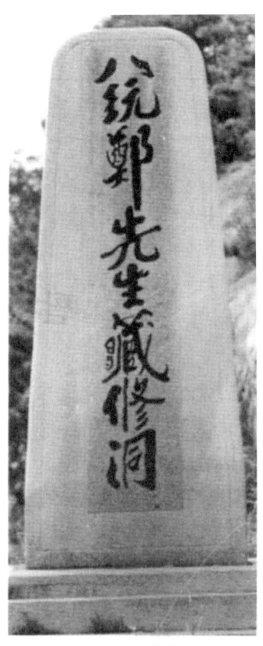

八玩鄭先生藏修洞

1부

팔완기통법

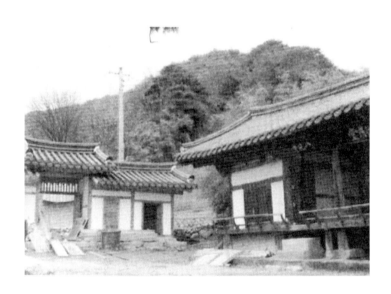

1. 팔완(八玩)이란

1. 팔완(八玩)의 의미

중국의 위수(渭水)처럼 맑디맑고, 굽이쳐 흐르는 냇가의 풍경들이 말할 수 없이 수려한 덕분에 그 지명을 위천(渭川)이라고 했을 법하다.

경상남도 거창군 위천면 소재지에서 서쪽 편에 보이는 금원산 방향의 길을 택하지 않고 곧장 북쪽을 향해 쉬지 않고 동네를 따라 만들어져 있는 아스팔트길을 재촉하다 보면 첫번째, 두 번째 콘크리트 다리가 나타나고, 이 두 번째 다리 끝나는 곳에서 같은 길을 북쪽으로 향해 꺾어, 대략 300여 미터 정도 더 가다보면, 왼쪽에는 작은 솔숲이 나타나는데, 그 아름드리 소나무들은 제법 품위 있게 서 있고, 길 그 반대편에 아담한 학교 하나가 버티고 있다. 이곳은 필자의 모교이기도 한 위천중학교이다.

그곳에서 같은 길을 따라 동북쪽으로 빤히 쳐다보이는 작은 고개가 하나 나타난다. 척수대라고 부르는 이 고개는 지금부터 십여 년 전 한때 드라마 「허준」의 허준 선생 사부님으로 등장한 인물이었던 류이태(柳以泰)와 성씨만 다른 류이태(劉以泰) 선생―실제는 허준 선생보다 약 150여 년 뒤인 조선 숙종대왕 때 계셨던 분으로 그의 자제분 함자도 TV사극에서처럼 류도지였음―께서는 중국 천자(명나라인지 청나라인지 확실히 알 수 없음)의 병을 고쳐주고 그 보답으로 선생의 소원에 따라 조선의 숙종대왕으로부터 성문―거창군 마리면과 위천면 남산리 경계선상에 있는 다름재와 위천면 황산리 두 곳에 혜석돌로 만든 성문―을 하사받은 사실이 있는 것으로 전해 내려오고 있다.

류이태(劉以泰) 선생께서 유년시절 서당 글공부를 위해 이 고개를 넘어 황산 어나리(현재 거창국제연극제가 열리고 있는 수승대 자리)를 가기 위해 매일 이 재를 넘어 다녔으며, 지금까지 이 지방에 전해 내려오는 이야기로는, 이곳 척수대에서 처녀로 변한 백여우의 구슬을 얻어 의술의 신통력으로 명의가 된 것으로 전해지고 있다. 지금도 그 당시 류이태 선생께서 사용하셨다는 침대롱 바위가 위천중학교 동편 산기슭에 현존하고 있다.

류이태 선생께서는 노후에 어떤 사연인지는 몰라도 그 구슬을 잃자 의술의 신통력도 잃고 숙종 36년 숙종대왕이 병이 있어 전국의 명의를 불러 진맥하게 했을 때, 류이태 선생께서 초빙되었으나 한양으로 가는 도중 전주땅에 이르러 칭병을 이유로 집으로 되돌아왔다. 그리고 노후에는 산청군 생초면 어느 곳에서 일생을 마친 것으로 전하며, 그의 묘소도 함께 있는 것으로 전해지고 있다.

이곳 척수대에서 같은 길을 따라 약 300여 미터 정도 더 가다보면 군립공원 위천수승대 매표소가 있다. 작금에는 거창국제연극제가 제법 성황을 이루고 있는 것으로 알고 있다. 이곳에서 같은 길로 대략 1.3km정도 북쪽을 향해 곧게 뻗은 포장길을 계속 가다보면 오른쪽 작은 산길 초입 농수로 부근, 산 아래 기슭에 잘 다듬어진 흰 대리석으로 만들어진 색다른 표지석 하나가 서 있는데, '八玩鄭先生藏修洞(팔완정선생장수동)'이란 팻말의 표지석이 그것이다.

어느 땐가 어떤 지인으로부터 "왜 다른 성씨들이 항의 한 번 하지 않고 그대로 있는지 모르겠네!"라고 빗대어 하던 말을 들은 적이 있다. 하기야 그곳을 지나면 북상면 갈계리, 월성리, 소정리 등 동리가 많고 많은데, 하필이면 '농산리 용수막 진양정씨 팔완 정선생 장수동'이란 말에 그 누구 하나 이의를 제기하지 않느냐는 뜻의 항변이라고 해야 할 것 같다.

하지만 예로부터 이 지방의 효자로 소문이 났던 갈천 임훈 선생과 첨모당 임운의 부친 임득번과 친처남 남매지간이셨던 필자의 순(純) 자 선조께서 일찍이 입안의(入安義) 하셔서 덕유영산 윤덕봉 아래 용머리 동리인 용수막(龍水幕)에 세거(世居)하신 관계로 그들 후손들이 감히 위 표지석을 왈가왈부할 처지가 못 되었던 것은, 위 표지석 앞을 지나가는 아스팔트길을 확장할 당시 암벽에 새겨져 있던 위 글자를 그대로 탁본해서 필자의 문중에서 함께 다시 세워놓은 표지석이기에 응당 불만의 소지는 아예 없었다고 본다.

팔완(八玩) 선조께서는 위 순(純) 자 선조의 자제가 되시는 분이시다. 하긴 언제부터인지는 모르나 이곳에서 대략 700~800m 남짓 되는 같은 길 강정모퉁이 부근 북덕유산을 향해 오른편 산기슭 농수로변에 葛川洞門(갈천동문)이란 표지석이 서 있는 것으로 알고 있다.

이곳에서 대략 1km 이상 됨직한, 곧게 나있는 포장도로를 북쪽을 향해 가다보면 북상면사무소와 거창경찰서 원학지구대 북상분소가 있는 삼거리가 나타난다.

그곳에서 서상(西上), 월성, 황점계곡 방향인 서쪽으로 같은 길을 대략 400~500m 더 가다보면 오른 편에 북덕유 영산의 듬직한 산줄기가 쉬거나 끊기지 아니하고 힘차게 뻗어 내려오다가, 맑고 맑은 푸른 성천(星川) 내를 만나자마자 그만 백두대간을 이제껏 달려온 피로를 풀어 볼 양으로 살며시 걸음을 멈추고 심호흡을 하는 거대한 청용의 머리 밑에 우뚝 자리잡은 한 채의 아담한 서당(八玩 滿月堂)을 보게 된다.

이곳이 팔완(八玩) 선조의 혼이 서려 있는 곳이다.

'팔완정선생'의 유물치고는 너무나 초라한 유적이라 아니할 수 없다고 본다. 팔완 선조의 부친(父親)이신 '순(純) 선조의 셋째사위 되시는 정숙(鄭淑)은 동계 정온(鄭蘊) 선생의 조부가 되시는 셈이다.

현재 팔완, 만월당 문간채 앞에는 팔완 선조의 자제이신 용

(庸)자 선조께서 임진왜란 당시 진주성 전투에 조카 두 분과 함께 참전하셨다가 산화하신 공적을 기려서 건립한 공적비가 서 있다.

이곳 만월당이─경남유형문화재 370호로 지정된 것이 몇 년 전의 일이고, 서당 서편에 현재 진양정씨 중파시조이신 孫(손자) 선조의 사당을 늦게나마 건립중이다. 이곳이 곧 '八玩鄭先生藏修洞'인 것이다.

八玩은 원래 8가지 경물(구경거리)로서 농(農), 상(桑), 어(漁), 초(樵), 송(松), 국(菊), 매(梅) 죽(竹)을 말하였던 것으로 선조께서 그 호로 사용하셨던 것이라고 본다.

자는 효응(孝應), 함자는 몽서(夢瑞)이시다.

현재 팔완당(八玩堂) 현판이 만월당(滿月堂)에 함께 걸려 있는 사연은 임진왜란 당시 팔완 선조의 자제이신 용(庸) 선조께서 의병으로 진주성 전투에 참전하시어 순국하신 연유로 정유재란 당시 왜병이 이곳 용수막까지 쳐들어와 팔완당(八玩堂) 사당을 불질러버리자, 그 당시 필자의 선조들께서 그 현판만 가까스로 들고 나와 지금까지 위 만월당에 함께 보존하고 있는 형편이다.

이처럼 어느 가문 못지않게 나라를 위한 그 충정을 고스란히 바치신 훌륭한 선조의 발자취를 조금이나마 세속에 알려 그 뜻을 전하기 위함이며, 그러한 연유로 필자의 이 '기(氣) 소통 강화법'을 '팔완기통법(八玩氣通法)'이라 이름짓기로 한 것이라 말씀드리고 싶다.

2. 팔완삼능행(八玩三能行)

1. 팔완삼능행이란?

팔완(농, 상, 어, 초, 송, 국, 매, 죽)에만 그쳐서는 오늘날 현대 사회의 삶의 바람직한 인간상으로는 조금은 미흡한(?) 느낌이 드는 것 같은 현실을 감안할 때, 이 복잡한 사회구조 속에서 인간의 생존은 일순간의 경각에서 벗어나기가 대단히 어려운 형편으로 만들어버렸다. 그렇기에 단 한순간을 방심하면 생명의 위협을 받는 등의 위기의식에서의 탈출 방법이라고나 할까?

또한 장차 가까운 장래에 우리들 앞에 홀연히 찾아오실 반가운 손님이신 '수원나그네'를 지극한 정성으로 맞이하기 위해서는 먼저 농약독 없는 참살이 땅농사가 절실하며, 나무해서 온돌방 아궁이에 불 지피고 따뜻한 잠자리에 들어, 독맥(督脈), 임맥(任脈) 탈없이 기(氣) 소통을 잘 시켜 겨울을 건강하게 나는 '기(氣)·혈(血) 소통 강화법'을 널리 서로 알리고자 한다.

또한 임·독맥 양백(兩白)을 얻어 태·소백(太小白) 양백으로 병들은 중생들을 구제하며 하늘농사 주인인 '수원나그네' 꼴머슴이라도 되어 보자고 외치고 싶다.

이것이 팔완에 세 가지 능함을 더한 '팔완삼능행(八玩三能行)'이라고 하겠다.

2. 지금은 팔완삼능행으로 수신제가(修身齊家)할 시기다

우리의 진정한 구세주인 '수원나그네'가 찾아오셨을 때 그냥 주저앉아 처분만을 기다려야 하는 죄인이 되지 말고 스스로 중생을 구제하는 구세주의 구세군이 되어보자는 생각이라고나 할까?

지금은 그 어디에서 열심히 석정수(石井水)를 찾아 헤매고 계실 '수원나그네'이지만 그가 필시 우리들을 찾아오심은 정한 이치일 것이다. 얼빠진 한 인간의 넋나간 소리라고 해도 좋다. 한번 속는 셈치고 믿어도 그 인생의 손익계산서상의 지출 부분의 비용이 그렇게 많지는 않을 테니 과감하게 비용 계산해 보시길 바란다.

"활아 자수 삼인일석(活我 者誰 三人一夕)"의 그 해법이 '修(수)' 아니면 '夌(맥)'자가 아니라고 해도 좋다. 지금까지 나타난 이 두 해법의 근저는 '나 자신의 건강'을 먼저 지켜야 오는 구세주(수원나그네)를 반갑게 맞이할 에너지적 여유가 있는 법이라는 해석일 것으로 보겠다.

어느 선지자는 말세에는 '수(修)' 즉, 자기 몸을 닦아야 한다고 설파하는가 하면, 또 다른 예언자는 '맥(麥)' 즉, 보리를 찾아 산천 경계를 벗 삼아 살아가야 한다고 했던 것으로 알고 있다.

이는 모두 자기 자신의 건강을 찾는 비법을 먼저 깨닫고 나서, 오시는 그 임을 맞이하는 차비를 하라는 뜻으로 받아들여야겠다고 본다. 다가올 그 혼란 속에 나를 고쳐 줄 의사는 보이지 않고, 아니 찾을 여유가 없으니, 오직 나 자신만이 나 홀로 몸을 바로세우는 법을 배워, 정신을 차리고, 그 정신을 본래의 제자리에 갖다 놓아야 살아남을 수 있다는 말로 들리는 바가 없지 않다는 것이다.

그러면 사람(四覽)이라는 말은 왜 하고 많은 다른 말 중에 우리 인간을 지칭하는 그 용어로 사용해 왔어야만 한 것인지 살펴보자.

'사람(四覽)' 즉, '네 번 살펴보는 동물'을 일깨워 주려는 깊은 뜻이 담겨 있는 말이라고 생각된다. 다른 짐승과는 다르게 사람은 전후, 좌우, 상하, 어제와 오늘을 살펴며 살라는 예시일 것 같다. 천지신명께서는 우리 인간 개개인에게 각각 다른 삶의 목적을 위해 임무를 부여해서, 천명(天命)을 내려 이승에 태어나도록 명한 것은 아닌지 모르겠다.

전생에 지은 죄업을 두 다리와 두 팔, 그리고 중요한 머리와 함께 총명한 두 눈, 그리고 귀와 입, 코, 그 중 가장 고귀한 성령을 주시면서, 전생에 지은 업보를 사람으로 있는 동안 그 양을 줄여가면서 살아가라고 명하셨을 것 같다.

이것이 사실일진대 술 마시고, 노래 부르며, 제 정신을 다른 곳에 잠시라도 놓아두는 어리석음을 저지른다면 천추의 한을 남기는 일이 되고 말 것이라고 본다.

과연 나는 지은 죄를 갚아가고 있는 중인지, 아니면 그 죄를 더 가중시켜 가는 것은 아닌지를 곰곰이 생각해 볼 일이다. 하루하루를 그냥 즐기며 살아간다는 것은 그 만큼 전생의 죄를 갚을 기회를 하루하루 잃어버리고 살아간다는 말이 아니겠는가?

『천부경』, 삼일신고에서 문만덕(만 가지 덕을 쌓아야 그 문이 열리고), 계만선(만 가지 선을 쌓아올려 계단 오르듯 오를 때 인간 내면의 선(善)이 아름다운 꽃으로 피어나는 자기 발전을 이룰 수 있다는 말)을 터득해 보신 독자는 그 뜻을 알 수 있으리라!

하기야 하루하루가 다람쥐 쳇바퀴 돌듯 빠듯하게 하루를 살아가는 도시민들에게는 황당한 웃기는 얘기(?)로 들릴 수도 있을 것이다. 하지만 필자의 생각은 다르다. 바쁜 중에 내 조용한 순수 본래의 마음속에 자주 침잠해 보라! 그 황망함 중에서도 얼마든지 선을 쌓을 일은 수없이 찾을 수 있을 것이며, 그 기회도 꼭 오고야 말 것이다.

작금에 인구에 회자되고 있는 '신토불이(身土不二)' 처럼 땅과 내 몸뚱이는 둘이 아니고 하나인 것처럼, 모든 먹는 음식이 생산되는 흙이 농약 중독 내지는 대기 오염원의 낙진 등으로 폐허가 되어가는 죽은 땅, 그곳에서 자란 농작물을 매일매일 먹고, 심지어는 외국산 농산물이 범람하는 이 시기에 그 정도가 너무나 심각하여 그만 보고도 못 본 것 같고, 보고도 알 수 없는 고맹(膏肓) 즉, 고황—우리 인체의 독맥경혈 중 이승과 저승의 문을 넘나들 수 있는 밝은 혜의 창문 격이라고 고 인산(仁山) 선생께서 말씀하신 바 있는 경혈인데 대추경혈에서 네 번째 척추하 좌우 3촌 부위의 경혈—의 일탈이라고 보는 것이 오직 필자 자신만의 관점이니, 더 나은 통찰력의 소유자가 있으시다면 한 수 배우고 싶은 솔직한 심정을 피력하는 바이다.

하지만 옛적엔 자기 자신의 본의 아니게 나라의 전쟁에 참여해서, 한 목숨을 전장에서 버려야 할 때가 있었으나, 지금 21세기의 몇몇 국가만 빼고는 어느 곳에서나 자기의 뜻을 스스로 세우고, 그 뜻을 행하며, 목적 있는 삶을 살아갈 수 있는 여건이 모두 되어 있다고 본다. 하지만 현실은 어떠한가? 그렇게 목적 있는 삶! 하늘을 우러러 티끌만큼도 후회 없는 인생행로를 택해서 살아가는 이들의 수가 그렇게 많지 못한 것 같다.

3. 삼능행(三能行)의 필요성

1. 삼능행의 의의

만약 환란이 온다면 소위 위 세 가지를 모두 잘 행하며 능숙해야만 되는 이유는 극한 상황에서 살아남는 방식(?)은 군대 생활의 유격장에서의 훈련의 하나인 극기 훈련의 한 가지 방식이라고 해도 과언이 아닐 성싶다.

사람(四覽)으로 살아가는 가장 기본적인 것은 연명을 위한 먹고, 잠자고, 건강을 유지함이 최소한의 필요함이라고 볼 수 있겠다.

가. 알곡농사(農)

농사는 논, 밭, 과수농사 등 수없이 많다고 본다. 하지만 그 농사법은 철두철미한 방법에 의한, 그 분야의 최고의 일인자가 되어야만 환란의 소용돌이 속에서 살아남을 수 있다고 보겠다.

남들처럼 마냥 비료 주고, 농약치고, 소·돼지거름 주고, 제초제 수시로 뿌려서 잡초만 말라죽게 하는 것이 아니라, 농작물도 농약중독에 만연된 헛농사 지어 처자식, 애꿎은 생면부지의 타인을 소리 소문 없이 서서히 죽여 가는 살인의 행위가 될 것으로 본다.

머지않아 우리들 곁에 찾아올 하늘농사 주인이 와서 날려 버리면 순식간에 죽정이로 거의 대다수가 몇십 리 밖으로 날아가 버리고 말 것이다.

"육신은 남녀의 정혈을 인연하여 천지음양의 정기와 산천수토의 지령(출생지의 산천영기)을 타고 나며 산천수토에서 생산되는 곡물을 먹고 살게 된다."

이 말씀은 현재 시중에 판매되고 있는 '가정의방 쑥뜸기 편작온구기(대한민국 실용신안 제 2205호)'의 최초 발명가이시고 한성규(韓聖圭) 한의학 박사님의 '세계 제4차 국제침구학술회의'에 제출한 논문의 일부 대목이다.

지금 만연해 있는 '신토불이(身土不二)'란 말씀일 것이다. 이처럼 내가 지은 헛농사는 또 다른 나를 인연한 또 다른 나의 죽음 내지는 무서운 질병의 늪으로 인도하는 저승행 특급 열차일 뿐이라고 말하고 싶다.

일 년에 수십 번 뿌리는 농약에 찌들었지만, 그 붉디붉은 얼굴로 감추어 버렸을지언정, 그 속은 농약의 화합물이지 않은가? 그 속사정도 모르고 맛있다고 너도나도 먹고, 나와 또 다른 나―인연법으로 얽혀 있는 속세의 삶의 연속으로 인해 맺어지는 관계들로부터 나온 결과로 보는 나—도 서서히 아주 서서히 자신도 모르게 죽음의 길로 한 발자국씩 함께 가는 중인지도 모르겠다.

우선 내 호주머니에 생기는 돈맛에 입가에 오묘한 미소를 지어보지만, 자기도 모르게 1년에 수십 번 농약치던 그 사람의 머리색은 설상가상(雪上加霜)을 맞이한 지 오래고, 정신은 이제 흔들흔들, 기력(氣力)은 쇠진하니, '대추경혈(大椎)'은 제 위치를 잡지 못하여 이리 갔다 저리 갔다 헤매다가는 숫제 쉽게 볼 수도 없고 숨어버렸구나!

아니 두 번째 뼈마디와 엉겨 붙어 있었구먼! 귀중한 신주(身柱)경혈, 몸기둥을 바로 세우는 경혈을 찾다보니, 세 번째, 네 번째 뼈가 왜 이렇게 정 떨어지도록 떨어져 버렸나!

허! 허! 양폐수(肺腧)경혈이 온전할 리도 없겠구먼! 아뿔싸! 이걸 어떡하나! 왼쪽, 오른쪽 고황(膏肓)경혈이 춤을 추는구나! 아니다! 살려달라고 비명을 지르고 있다고 봐야겠군! 이쯤되면 온몸이 만신창이가 된 정도가 아니겠는가! 목 양옆 생명선은 정확한 대칭을 기대하기란 어려울 것 같고, 목고개는 삐딱하게 돌아가니, 두 귀의 전방을 향한 모습도 서로 같지 못하며, 명문(命門)경혈, 신수(腎腧)경혈은 물어보나마나가 되겠고, 벌써 용천(湧泉)경혈 두 곳은 모두 굳은살이 되어버린 지 오래가 될 것 같군!

"선생은 걸어다니는 시체나 다름없겠습니다!"가 마지막 진단 결과라고 하겠다.

다만 한의학적인 기혈(氣血)의 진단을 통한 진단 방법임을 전제로 한다고 봐야겠다.

덩달아 자손들이 혹시나 잘못 될세라 이리저리 뒤따라다니며 부르는 즉시 화답하던 조상님네와는 통화불통이 된 지 오래여서 영험한 조상님네의 현몽을 꾸어보려고 아무리 노력해도 도무지 꿈속에서 조상님을 뵈옵지 못하여, 바른길로 안내받지 못하고, 개꿈만 자주 꾸어 한숨만 절로 나는구나!

나. 나무하기(樵)

지금은 금수강산 천지 어디에도 나무 없는 곳이 드물 것이라 생각된다. 나무가 너무 많아서 발길에 차여 넘어지는 것이 나무인 것이 탈이라고 생각되지만, 이 강토 전체가 한때는 벌거숭이산이 되어 갈대조차 제대로 맘 놓고 베어다가 아궁이에 불 지피는 것이 어려운 시기가 있었지 않았는가! 닥치는 대로 살아 있는 나무를 베어버리는 몰지각한 행동만 아니라면 한없이 유용한 것이 아궁이 부엌이라고 본다.

한겨울 거뜬히 지낼 수 있는 땔감을 장만해 놓고 느긋함을 맘껏 느껴보면서 유익한 시간을 보낼 수 있는 사람들은 그래도 산촌고향에 연고가 있는 사람들뿐일 것으로만 생각되지 않는다. 하지만 일 년 내내 단 하루도 여가를 내어보지 못하시는 분들에겐 대단히 사치스러운 말씀으로 언뜻 들리시겠지만, 지금 주5일제 근무가 정착된 실정이오니 모든 미련 다

떨쳐버리고 알뜰한 가족나들이를 온돌방이 구비되어 있는 산촌 구식 민박집을 딱 한 번만이라도 다녀오시기를 권하고 싶다.

구들장이 따뜻하다말고 방바닥에 깔려 있는 장판지가 약간 색이 변할 정도의 뜨거운 맛이 더 나을 것 같다. 도시 속의 찜질방과는 하늘과 땅 차이일 것이다.

현대인들은 겨울철이나, 약간 찬 기운이 느껴지는 봄, 가을 등 거의 일 년 내내 계속해서 보일러 등을 이용한 방에서 거의 하루도 빠짐없는 잠자리를 가진다고 본다. 이는 '물 위에서 누워 자는 격'이라고 보지 않을 수 없다.

혹은 전열기를 이용한 '전기장판, 전기담요' 등의 시설을 이용하는 경우도 마찬가지라고 보지만 '전기제품으로 인한 기(氣) 체계의 피해'는 또한 '컴퓨터, 핸드폰, 기타 일체의 전열기'도 그에 가세를 한다고 본다.

보통 상식으로는 다 알 수 없는 엄청난 폐해가 있음을 유의하여야 한다. 정확히는 모르지만 위와 같은 하룻밤 숙박비만은 3~4만 원이면 족하지 않을까 싶다.

그야말로 기(氣)의 흐름을 기가 차게 느낄 수 있는 방법이라고 생각된다.

이처럼 하룻밤 숙박 당시 주의를 기울일 점은 반드시 머리를 동쪽으로 향해 잠자리를 가질 것을 권하며, 그것이 여의치 않으면 남쪽 정도는 그런대로 무난하다고 보겠지만, 서쪽과 북쪽을 향해 머리를 두어야 하는 경우라면 그곳의 하룻밤

민박은 아예 포기를 하는 편이 나을 것 같다.

현대를 살아가는 모두가 이제는 너무나 잘 알고 있는 사실이며, 노파심에서 하는 당부지만 기(氣)의 운행 방향과 연관된 일이니 이는 꼭 불문율로 지켜야 할 것으로 본다. 우주 전체의 기(氣)의 운행방향이 동에서 서로 향하는 것으로 알기 때문이라고 보겠다.

이와 같이 나무하기는 기(氣) 소통 강화의 우선 준비 제1호라고 말하고 싶다.

다. 기통(氣通) 강화법 익히기

— 바르게 흐르지 못하는 기의 소통 강화법 익히기?

기(氣) 소통 강화법은 세상에 알려져 있는 수치로 치면 수없이 많을 수 있을 것 같고, 본인 개개인의 취향에 따라 선택할 수 있겠지만, 우선 염력을 다스려 기(氣)를 운행하는 방법도 그 한 예가 될 수 있을 것 같고, 호흡을 통한 기 소통법 등등 여러 가지가 있을 수 있다고 본다.

하지만 위와 같은 방법은 좀처럼 보통 사람들이 쉽게 접근할 수 있는 기 소통의 방법이 될 수 없음은, 한 번쯤 위와 같은 방법을 시도해서 기 소통을 바랐던 분들은 필자의 이 말이 피부에 와 닿으리라 생각된다.

위와 같은 분들에게 필자의 '팔완기통법(八玩氣通法)'이라는 이른바 '기(氣)의 소통 강화법'을 권해보고 싶다.

구체적인 방법 등은 다음 장에서 상세히 밝히기로 하고 우선 그 원리를 밝히고자 한다.

염력이나 호흡 등 우리의 눈에 보이지 않는 방법 등을 이용하지 않고, 우리 땅에서 자란 '약쑥'을 '온구기'라는 우리나라의 한의학 박사님께서 일찍이 만들어 보급하신 간단한 장치를 이용한 한 방법이라고 말씀드릴 수 있겠다.

정제된 약쑥을 온구기(편작온구기)에 넣어 그 쑥 연기를 우리 인체의 경혈이나 그 주위의 모공(땀구멍)을 통과시켜 기(氣)를 소통시키는 방법이다.

이는 현재 인터넷 등에서 접할 수 있는 『동의보감』 원본 해설서 등을 통해 알 수 있듯이 우리 인체의 몸의 겉을 보호하는 위기(衛氣)는 살갗과 속에 있는 살의 사이나, 살가죽과 살의 사이 아니면 살과 뼈 사이인 '분육'을 따뜻하게 하고 살갗을 충실하게 하며 주리—피부의 가는 금, 땀과 기운이 통하는 피부의 구멍 즉, 한선 또는 피부 그 자체—를 좋게 하고, 열었다 닫았다 하는 작용을 맡았기 때문에 이 위기(衛氣)가 따뜻하면 몸이 충실해진다는 간단한 원리를 응용한 '위기(衛氣) 등의 소통 강화법' 즉 '기(氣), 혈(血) 소통 강화법'이라고 말할 수 있을 것 같다.

좀 더 구체적인 설명으로는 '편작온구기를 이용한 기·혈 소통 강화법'이라고 말할 수 있을 것 같다.

2. 삼능행(三能行)이 이루어진다면

이처럼 삼능행이 탈없이 이루어진다면, 늘봄[상춘(常春)]의 시대맞이 준비 완료가 이루어진 셈이라고 필자는 말씀드리고 싶다. 알곡 농사짓기, 나무하기, 기혈(氣血) 소통 강화법에 능해진다는 전제하에서 말이다. 그렇게 되면 나와 남의 구별이 없어지고, '우리'가 곧 '나'이기에 살인, 강도, 도박, 사기, 시기와 질투, 질병 등이 없는 살기 좋은 늘봄의 세상이 온다는 것이라 하겠다.

즉, 여름과 가을, 겨울이 없는 늘봄(상춘)의 시절이라는 말이다. 그때 하늘농사를 지으러 오시는 '수원나그네님'의 꼴머슴들이 되어보고 싶지 않은가!

너무나 황당한 신·구석기 시대, 아니 그 아주 이전의 태초의 세상일들을 말하는 것 같지만, 꼭 오고야 말(곧 있을) 그때가 지금부터 서서히 하나둘씩 우리 눈앞에 나타나고 있다는 얘기다.

간혹 여러분은 어느 길을 가다가 유심히 살펴보면 걸어가는 낯선 이가 두 다리가 조금은 다르게 어색한 걸음걸이를 하고 있다든지, 혹은 다리를 절며, 아니면 목이 몹시 굳어져 보이는 자세 같다든지, 턱을 약간 들어서 걸어가고 있다든지, 허리의 통증을 이겨내려고 마지막 안간힘을 쓰는 듯한 필사의 행동을 취하는 이들, 자연스럽게 자리에서 일어나지 못하는 이들, 손발이 끊임없이 저려온다고 호소하는 이, 음식을 먹자마자 바로 체한 것 같다고 호소하는 이들, 잠을 제대로 잘 수 없다고 호소하는 사람, 혈압이 높아 하루도 약을 먹지 않으면 견디기 어렵다는 이들, 병원에 가서 진단을 받아 보았지만, 정작 뚜렷하게 아픈 곳을 찾아내지 못해 전전긍긍하는 사람들, 중증 중풍환자들 등등 이 모든 이들이 혹시나 가정(假鄭)들의 속임수에 놀아나면서 허송세월을 보낸 '업보일 수밖에 없었던 안개속의 과거사'가 아니었더냐고 말하고 싶다.

정녕코! 이 모습들이 세말이란 말이든가. 그렇다고 조용히 앉아서, 그 말세의 날들을 기다리고만 있을 순 없지 않겠는가? 걱정만해서 해결될 일이 아니지 않는가? 어서 하루빨리 그 살길을 찾아야만 되지 않겠는가!

이처럼 우리 모두가 처량한 신세의 주인공이 되지 않으려면 부디 제초제, 농약 많이 친 헛농사로 알곡 아닌 거짓알곡 생산해서, 보기 좋게 눈 속여 화려한 포장으로, 천지도 분간 못하는 선량한 사람(四覽)에게 무지막지하게 팔아, 그 사람들을 모조리 서서히 병들게 해서 한없는 큰 죄 짓지 말고, 옳은 알곡 농사지어 아는 사람 도와주어야 하지 않겠는가?

그것이 아니라면 자기의 주린 배나 채우든지, 참살이 영농법으로 무공해 양심 농사지어 남의 건강 보살피며, 이익 적게 남기는 옳은 사람이 되어야 부모님으로부터 물려 이어받은 그 무거운 업(業)의 상속 죄를 자기 자식들에게만은 절대 넘겨주지 말고, 악업을 일단 끊어버려야만 하는 중차대한 업보가 우리들의 두 어깨를 한없이 짓누르고 있다고 보겠다.

그 업보를 없앤 사람이 되고 난 뒤라야 그때부터 비로소 그 사람의 삐뚤어졌던 대추경혈(大椎, 우리 인체의 독맥경혈 중 등쪽의 척추뼈 중 제일 위쪽에 위치해 있고 앞으로 고개를 숙일 때 톡 튀어 나오는 뼈에서 1촌, 즉 한마디 부위 위쪽에 위치한 경혈로 우리 인체의 모든 곳으로 신경이 분기되는 곳이어서, 신경분기처라고 명명하였다는 경혈)이 제자리를 잡게 된다.

신주경혈(身柱)은 인체의 독맥경혈 중 위 대추경혈에서 세어서 아래로 내려간 세 번째와 네 번째 뼈 사이의 경혈자리로서 우리 몸의 기둥의 역할을 한다는 곳으로 온몸의 바른 몸가짐, 특히 척추의 바른 정위치를 도모함을 수행하는 경혈로 볼 수 있고, 심장 등의 기능의 활성화를 관장하는 경혈이다.

폐수경혈(肺臉)은 위 신주경혈에서 좌·우로 각 한 마디 반씩, 즉 1.5촌(각자의 손가락 한 마디 반) 부위에 위치한 경혈로서 우리 몸의 폐의 기능을 관장하는 경혈이라고 본다.

고황경혈(膏肓)은 위 신주경혈에서 손가락 반 마디, 즉 0.5촌 아래로 내려와서, 좌우로 각 손가락 세 마디, 즉 3촌되는 부위로서 속칭 '주걱뼈의 곡각지점'이라고도 볼 수 있는 우리 몸의 전반적인 경혈, 경락 등 몸의 일탈, 다시 말해서 기·혈상의 위기 상황 등을 있는 그대로의 상황을 나타내어 주는, 아주 중요한 경혈자리라고 특히 필자가 주장하는 곳이다.

우선 아쉬운 대로 위에서 밝힌 대추, 신주, 폐수 2혈(좌.우), 고황 2혈(좌.우) 등 모두 6경혈의 부위만이라도 이 '쑥뜸기 편작온구기'를 이용한 필자의 '팔완기통법' 즉 기혈 소통 강화법의 온구를 실시한다 해도—계속해서 연속적으로 6경혈을 번갈아 순서대로 1~2분씩, 뜨거움을 느낄 정도의 시기에는 10~30초 간격으로 온구 시구—비뚤어지고, 탈이 났던 기·혈(氣血)의 흐름이 어느 정도의 소통 강화의 효과가 이루어지지 않을까 여겨진다.

즉, '초미니 사람보링법'인 셈이 될 것이라는 얘기다.

하지만, 그것만으로는 혹시 일시적 효과 정도밖엔 되지 못할 바에는 소위 말들하는 '자동차의 엔진보링'처럼 사람의 독맥, 임맥 등의 주요 경혈들을 그 위치한 부위의 순서에 입각해서 '쑥뜸기 편작온구기'를 이용한 필자의 이 '팔완기통법' 온구를 해서 소위 '사람보링' 해보기를 권하고 싶다.

여기서 한술 더 뜬다면 진흙 황토방식의 온돌방에서 조용히 하룻밤을 정다운 가족들과 함께 참살이 휴가를 위 온구를 행해 보면서 지내길 권하고 싶다.

소위 말하는 직구—우리 몸에 직접 뜸쑥을 비벼서 놓고, 향불 등으로 불을 붙여가며 쑥뜸을 하는 방법—는 어느 정도의 위험성도 뒤따르고, 상처의 걱정도 있는 만큼 되도록이면 남용하지 않도록 권유하고 싶은 것이 솔직한 심정이다.

자기 스스로 자기 몸의 기(氣) 소통을 강화하는 법, 즉 '사람보링법'을 지금부터 소개하고자 한다.

2부

기본 원리와 사구법

4. 팔완기통법(八玩氣通法)의 원리

1. 온구기 쑥뜸의 기본적 원리

편작온구기(실용신안 등록 제2205, 미국특허 No.3946733호)의 최초 제작 발명가이신 고 한성규(韓聖圭) 한의학 박사께서 '편작온구건강요법'(편작온구기 구입시 무료 증정하는 온구기 치료법 등이 적혀 있는 편작온구법 연구소제작 책자)에서도 밝히신 바와 같이,

"온구는 약쑥(국화과에 속하는 야생 약초)의 잎을 연소시켜 약쑥의 약성분 중 '씨네올, 쎄스퀘데르펜, 클로르칼슘, 유산 알칼리 등과 기화작용에서 발생하는 연기 속의 약물성 특수가스'에 함유하는 '생혈에너지'를 개발하여 생신혈하고, 활사혈하여 조직세포의 부활력을 강화시키고, 혈액 중의 항독소 용균소 면역체 등을 증가시켜 질병을 치료하는 효능이 있고, 생혈에너지는 또한 혈액의 백혈구와 적혈구를 증가시키고 혈색소(헤모글로빈), 조리소(옵소닌) 칼슘 등을 생신하며 심신의 원기를 보강하고, 체질의 피로와 노화를 방지함으로써 인

생을 불로장수케 하는 효능이 있다고 본다."

라고 말씀하신 바 있다.

또한 사람의 육신은 천지의 정기(精氣)와 부모의 정혈(精血)로 생긴다. 그러므로 기(氣)와 혈(血)의 세포조직이 인체의 전부를 형성한다.

다시 말해서 사람은 남녀의 정혈과 천지의 정기로 생겨날 제 신(神)이 부여하시는 생명(生命)의 영력(靈力)을 받아 기혈(氣血)의 생동(生動)이 생긴다.

기와 혈은 인류 생성의 명맥(命脈)이다.

기(氣)는 14경락(十四經絡)의 경로(經路)를 통하여 부분적으로 인체를 순환하고, 혈은 혈관을 통하여 전반적으로 인체를 순환한다. 기혈(氣血)은 생명의 원천(源泉)이요 기혈에 대한 생리(生理)의 기본원리가 곧 의학(醫學)의 정통(正統)이다.

인체의 건강상태와 심신의 변화 작용이 하나하나 기혈의 명맥(命脈)에 나타난다. 천지(天地)의 변화가 풍한서습의 기류(氣流)에 나타나는 상태와 마찬가지다. 그러므로 천지의 변화는 기류의 이동 상태를 관상하여 알 수 있고 인체의 건상상태는 기혈의 명맥을 진단(診斷)하여 알게 된다는 것이다.

또한 천지에는 음양과 오행(金木水火土)의 정기가 있어 오방(五方)에 배정되고, 사시(四時)에 유동하여 천지조화(天地造化)가 생기고, 인생도 천지와 똑같은 방법(方法)으로 음양 이기(二氣)와 오행(五行) 정기가 오장(폐, 심, 간, 비, 신) 6부(대장, 소장, 담, 위, 삼초, 방광)에 배속되어 장부의 기능과 기혈의 조화로써 인체의 건강을 유지하게 되는 것이다.

편작(扁鵲)은 치병론(治病論)에 있어서 인생의 건강은 오장 중에서 '비신(脾腎)의 기혈(氣血)을 온보(溫補)하여 생명의 원천을 함양하고 심신의 원기를 튼튼히 하여 체기(體氣)의 생육(生育)을 보강' 하는 이외에 다른 방법이 없다고 주장하였다.

비(脾)는 오장(五臟)의 어머니요, 신(腎)은 일신(一身)의 뿌리다. 비신의 기혈과 일신의 뿌리가 쇠약하면 인생은 산송장에 불과하다. 밥을 지으려면 솥에 불을 때야 하고, 비신의 기혈을 온보하려면 단전(丹田)과 비중(脾中) 이혈(二血)을 온구하여 원기(元氣)를 튼튼히 하고 비위를 돋우는데 있다. 튼튼한 원기와 비범(非凡)한 비위는 영웅장상(英雄將相)의 체용이기도 하다.

2. 팔완기통법(八玩氣通法 : 기혈 소통 강화법)의 구체적 원리

그렇다면 필자가 고안해낸 이 '팔완기통법', 즉 '기혈 소통 강화법'의 구체적 원리는 무엇인가?

그것은 우선 우리 인체의 기(氣)의 흐름의 주류인 독맥, 임맥의 주요 경혈들은 다음과 같다.

① 대추(大椎 : 배후 제1척추 위의 1촌 부위이며 신경분기처)

② 신주(身柱 : 배후 제3척추 하 오목한 부위)

③ 좌·우 폐수(肺臟 : 배후 제3척추 하에서 좌·우 각 1.5촌 부위)

④ 좌·우 고황(膏肓 : 배후 제4척추 하에서 좌·우 각 3촌 부위)

⑤ 좌·우 심수(心臟 : 배후 제5척추 하에서 좌·우 각 1.5촌 부위)

⑥ 좌·우 간수(肝臟 : 배후 제9척추 하에서 좌·우 각 1.5촌 부위)

⑦ 좌·우 비수(脾臟 : 배후 제11척추 하에서 좌·우 각 1.5촌 부위)

⑧ 좌·우 신수(腎臟 : 배후 제14척추 하에서 좌·우 각 1.5촌 부위)

⑨ 명문(命門 : 배후 제14척추 하 중심 부위)

⑩ 양관(陽關 : 명문 아래 2촌 부위)

⑪ 요수(腰臟 : 명문 아래 3촌 부위 : 단전 직후)

⑫ 장강(長强 : 항문 위 1촌 부위)

⑬ 좌·우 폐근(肺根 : 좌,우 젖꼭지 위 제3 늑골 위 오목한 부위)

⑭ 좌·우 비중(脾中 : 좌,우 젖꼭지 아래 3촌점에서 바깥쪽으로 2촌 부위)

⑮ 잔중(전중 : 좌,우 젖꼭지와 정중선의 교차지점 부위)

⑯ 심궐(心闕 : 명치뼈 끝과 배꼽의 중간지점 부위)

⑰ 중완(위중(胃中) : 명치뼈 끝과 배꼽의 중간지점 부위)

⑱ 제중(臍中 : 배꼽, 체기생육의 수혈 지혈)

⑲ 기해(氣海 : 배꼽 아래 1.5촌 부위)

⑳ 관원(단전(丹田) : 배꼽 아래 3촌 부위 : 원기 중화 지혈)

㉑ 족삼리(足三里 : 무릎 슬안 아래 3촌 부위)

㉒ 삼음교(좌 · 우 발목 복숭아 안쪽뼈에서 몸 위쪽 3촌 부위)

㉓ 용천(湧泉 : 발바닥 앞쪽 오목한 부위 : 발가락을 앞쪽으로 구
부려 힘을 줄 때 人자 모양으로 나타나는 엄지발가락과 둘째
발가락뼈의 접점지점 부위)

앞에서 살펴본 각 경혈들을 그 위치한 곳의 순서에 따라 대
체로 위쪽에서 아래쪽으로, 동시에 왼쪽에서 오른쪽으로 온
구 시구함을 원칙으로 한다.

편작온구기(현재 시중에서 판매되고 있는 속칭 '가정의방 쑥뜸
기 편작온구기' 실용신안 등록 제2205호, 미국특허 No.3946733호)를
이용하고, 강화약쑥 등 중급 이상의 국내산 약쑥을 정제해서
사용한 이 '팔완기통법'에 의해서 우리 인체의 살갗표피(어
느 박사님의 『동의보감』원본 해설서상의 지칭인 주리)의 어느 일
점 내지 그 주위 부위에 각 위치해 있다고 볼 수 있다.

앞에 나온 각 경혈들이 우리 인간의 연속적인 잘못된 습관
적 행동 등으로 인해 혹은, 특정 신체부위의 과다한 사용이나
그 정반대로 거의 사용치 아니한 잘못 등으로 인해 원래의 정
위치(인간이 모의 뱃속 태아시절의 그 경혈의 바른 자리나 갓 태어
난 아기시절의 바른 경혈자리)에 있어야 할 지점(부위)에서 조금

씩 일탈해서 위, 아래, 좌·우 등으로 벗어나 있는 상태를 바른 원래의 경혈의 옳은 자리에 정위치하도록 하는 것이다.

우리 몸 척추뼈의 옳은 자리를 하나하나 되찾아 바른 위치에 정위치시킬 때 비로소 위 모든 경혈들도 그때 비로소 옳은 자리에 가서 정위치한다는 이론인 소위 '인간 척추뼈의 옳은 자리 찾음으로 인한 인체의 임, 독맥 등을 이루는 주요 경혈들의 옳은 자리 찾음'이란 이론이라 하겠다.

혹시 어려운 얘기가 될지 모르겠지만 앞서 밝힌 '편작온구기'의 최초 제작자이신 고(故) 한성규 한의학 박사께서 '제4차 세계침구학술회의'에 제출하신 논문의 일부로 알고 있는 위 '편작온구건강요법' 안내책자의 '경혈의 명칭과 부위 찾는 법'에 따르면 모든 경혈들의 정위치 산정의 기본 잣대는 '척추뼈' 전체가 되기 때문에 그 사람의 척추뼈의 '정위치'는 곧 그 사람의 '옳은 경혈의 정위치'로 나타난다고 본다.

위와 같은 이론에 의지해서 우리 몸속의 척추뼈 및 그 주위 부위인 위 각 경혈들을 빠짐없이 위 '편작온구기'를 사용해서 이 '팔완기통법'으로 온구 시구하고 나면, 우리 인체의 머리 부분과 그 아래 몸통 부분 전체를 연결하고 있는 대추경혈(신경분기처인 제1척추 위쪽 1촌 부위)이 비로소 옳은 원래의 자리(정위치)에 위치점을 잡을 수 있다고 본다.

다시 말해서 허리 쪽이 굽어 있었다든지, 아니면 등 뒤쪽 어느 척추뼈 부분이 굽어 있었다든가 위 대추경혈 조금 아래—대추경혈에서 세어서 세 번째와 네 번째 마디 사이에 위치—에 위치해 있는 신주경혈(身柱), 혹은 배후 제 4, 5, 6…… 어떤 부위의 척추뼈든 간에, 원래의 바른 정위치에서 좌·우, 상·하 등 어느 방향으로든 벗어난—그 원인으로는 수없이 많겠지만, 결국은 상속이론상으로는 업의 상속인연과의 접점이라고나할까? 대단히 어려운 이론이라고 하겠다—상태라고 한다면, 그에 따른 영향이 최종적으로는 대추경혈(신경분기처)에까지 그 영향을 준다는 것이 필자의 기본된 '기·혈이론'이라고 하겠다.

결론적으로는 우리 몸속의 구석구석까지 온몸으로 퍼져나가는 신경(왕래하는 2선)이 제대로 분기(분파)되어 나가지 못한다는 것이다.

이와 같은 상황이 현대 의학적으로는 곧 질병—질병의 징표이며, 구체적으로는 허리가 아프다든지, 팔을 제대로 위로 올리지 못한다는 등등의 현상들—으로서 이는 곧, 필자가 이번 '팔완기통법' 특허소송에서 단골 원고제출 관계서류 메뉴로 인용한 어느 박사님의 '『동의보감』 원본 해설서'에는 다음과 같이 수록되어 있다.

"사람은 음식물에서 기(氣)를 받는다. 음식물이 위(胃)에 들어온 것을 폐에 전해주면, 5장6부가 모두 기를 받게 된다. 그의 밝은 것은 영(榮)이 되고, 그의 흐린 것은 위(衛)가 된다. 영은 맥 속에 있고, 위는 맥 밖에 있다. 영이 쉬지 않고 50번 돈 다음, 다시 처음 돌기 시작한 데서 위와 만나게 된다. 이렇게 음양이 서로 관통되어 하나의 고리와 같이 끝이 없다."

"기는 위가 되어 몸의 겉을 호위한다."

또한 "위기(衛氣)란 분육(分肉)을 따뜻하게 하고, 살갗을 충실하게 하며, 주리를 좋게 하고, 열었다 닫았다 하는 작용을 맡았기 때문에 위기가 따뜻하면 몸이 충실해진다. 위기란 음식물의 날랜 기이다. 그 기가 날래고 미끄러워서 혈맥에 들어가지 못한다. 그러므로 살갗 속과 분육 사이로 돌면서 횡막을 훈증하고 가슴과 배로 퍼진다."

이와 같이 우리 몸의 살갗 속과 분육—살가죽과 살의 사이, 살과 뼈 사이—사이로 돌고 있는 위기가 따뜻해져서 몸이 충실해질 수 있는 것처럼, '위기 등의 소통 강화'가 곧 이 '팔완기통법'의 구체적 작용원리라고 말할 수 있다고 본다.

이 이론을 부정하기란 그렇게 쉽진 않겠지만 필자는 언제 어느 곳에서나 이보다 더 훌륭한 고견의 이론 한 말씀을 기꺼이 청취할 만반의 준비가 되어 있음을 밝힌다.

'기(氣) 소통 강화법'은, 곧 '기·혈 소통 강화법'이 됨은 혈(血)은 기(氣)의 흐름을 앞세워 그 뒤를 따르는, 즉 바늘을 따라 움직이는 실의 운명처럼, '혈기왕성한 젊음'이란 한마디의 언어속의 의미처럼 왕성한 기의 흐름은, 왕성한 혈의 흐름을 보장한다고 본다.

어느 선지자의 말씀대로 오른손은 기가 관장하고 왼손은 혈이 관장하더라도, 혹은 어느 사람이 사용하는 언어 중에 기(氣)만을 언급한다고 해도 그 뒤엔 반드시 혈의 작용을 생략한 언어, 즉 혈의 작용이 숨겨져 있다는 중요함을 간과해서는 절대 안 된다는 명제일 것으로 본다.

3. 팔완기통법(八玩氣通法 : 기·혈 소통 강화법)의 전모

가. 시구의 순서 기본적 순서

주로 경혈도(전, 후면)의 경혈 중 독맥 부분이다.

① 대추혈(경혈도 도면상 제 23번)

② 좌폐수(같은 25번 중 왼쪽 경혈)

③ 신주(같은 35번)

④ 우폐수(같은 25번 중 오른쪽 경혈)

⑤ 좌고황(같은 24번 중 왼쪽 경혈)

⑥ 좌심수(같은 26번 중 왼쪽 경혈)

⑦ 신주 아래 좌·우 심수 중간 부위 경혈 시구

⑧ 우심수(같은 26번 중 오른쪽 경혈)

⑨ 우고황(같은 24번 중 오른쪽 경혈)

⑩ 위신주 아래 좌·우심수 중간 부위 시구한 곳에서 연이어 척추의 몸 아래로 위와 같은 요령으로 좌·우 그리고 아래로 시구해 내려가 간수(같은 27번)와 나란한 곳의 척추 중앙 부위까지 여백이 없이 시구

⑪ 좌간수(같은 27번 중 왼쪽 경혈)

⑫ 우간수(같은 27번 중 오른쪽 경혈)

⑬ 양간수 중앙 척추 부위에서 연이어 빠지는 여백 없이 양
비수(같은 28번) 중앙의 척추 부위까지 시구

⑭ 좌비수(같은 28번 중 왼쪽 경혈)

⑮ 우비수(같은 28번 중 오른쪽 경혈)

⑯ 양비수 중앙 척추 부위에서 연이어 빠지는 여백없이 명
문까지 시구

⑰ 좌신수(같은 29번 중 왼쪽 경혈)

⑱ 우신수(같은 29번 중 오른쪽 경혈)

⑲ 명문에서부터 양관(위 같은 31번)

⑳ 요수(같은 32번), 장강(같은 33번)경혈까지 위 시구한 요령
으로 빠지는 곳 없이 연이어 시구하고 계속해서 인체의
임맥 부분의 주요 경혈

㉑ 좌폐근(같은 12번 중 왼쪽 경혈)

㉒ 우폐근(같은 12번 중 오른쪽 경혈)

㉓ 잔중(젖꼭지와 젖꼭지 사이로 정중선과의 접점)

㉔ 잔중에서 연이어 명치끝까지 시구

㉕ 심궐(같은 3번)

㉖ 좌비중(같은 10번 중 왼쪽 경혈)

㉗ 우비중(같은 10번 중 오른쪽 경혈)

㉘ 위중(같은 2번)

㉙ 위중에서 제중(같은 1번), 기해(같은 4번), 단전(같은 6번)까

지 연이어 빠짐없이 시구

　　㉚ 좌족삼리(같은 16번 중 왼쪽 경혈)

　　㉛ 우족삼리(같은 16번 중 오른쪽 경혈)

　　㉜ 좌 · 우 삼음교(같은 양다리의 안쪽 복숭아뼈에서 몸 위쪽으로 3촌 중앙 부위)

　　㉝ 좌 · 우 용천(같은 19번 오른쪽, 왼쪽)

　앞의 순서 중에 우심수(같은 26번 중 오른쪽), 우고황(같은 24번 중 오른쪽) 경혈시구 후, 좌 · 우간수(같은 27번) 경혈까지는 특히 전혀 여백을 두지 않고, 빠짐없이 위와 같은 요령으로 온구 시구하도록 유의하며, 같은 28번(좌 · 우 비수 경혈), 29번(좌 · 우 신수 경혈)까지도 역시 여백을 전혀 두지 않고, 빠짐없이 연이어 시구하여야 한다.

　위와 같은 경혈의 자리는 아주 정확하고 섬세하게 주의를 요하지 않아도 됨은 쑥뜸기 편작온구기의 열방출구가 지름 약 5cm 정도의 구조로 원형으로 이루어져 있어 눈짐작으로 위 경혈들을 정중앙에 있다고 계산하면 쉬운 상황이니만큼, 그렇게 어렵게 생각할 필요가 전혀 없다고 본다.

나. 온구시 몸의 자세(기 · 혈 소통 요구자측)

(1) 독맥 부분 경혈 시구시

한쪽 다리(좌 · 우 구분 없음)는 구부려 반대쪽 허벅지 위에 발을 올리고 남은 다리는 구부려 음낭 부위를 괴는 동시에 반대쪽 다리도 함께 괴는 자세를 취한다(반가부좌의 자세).

더 구체적으로는 왼 · 오른쪽 중 한쪽 다리를 구부려 그 다리의 발뒤꿈치로 완전하게 사타구니 밑을 괴고, 나머지 한 다리를 반대쪽 허벅지 위에 다리를 구부려 올려놓는다. 양 겨드랑이는 최대한 죄여서 빈틈이 없도록 한다. 그리고 앉은 자세에서 턱을 지그시 몸쪽으로 당김(차렷 자세를 취할 때의 턱의 자세)과 동시에 자신의 눈은 자신의 콧등을 보려는 노력을 하면 대체로 바른 자세가 갖추어진다고 본다.

(2) 임맥 부분 경혈 시구시

앞의 독맥 부분 경혈 시구시와 똑같은 자세를 취하여도 무방하나, 좀 더 시구의 효과를 높일 수 있고, 또 사정이 허용되는 범위 내에서는—온구시의 장소, 남, 여, 베개, 요 등의 준비 등—높지 않은 베개를 베고, 턱을 몸 쪽으로 끌어당기면서 두 발바닥을 쭉 편 상태에서, 발뒤꿈치는 몸 바깥쪽으로 밀며, 발가락 부위 쪽은 몸 쪽으로 당기는 자세를 취하며 눕되, 방바닥에 알맞은 두께의(너무 두껍지 않아야 함) 요 등을 깔고 누워야만 편하고 정확한 자세를 취할 수 있다고 본다.

(3) 족삼리, 삼음교 경혈 시구시

앉은 상태에서 해당 다리는 세운 상태로 다른 한쪽의 다리는 반가부좌의 자세 그대로가 좋을 것으로 본다.

(4) 용천 경혈 시구시

앉은 상태에서는 양쪽 두 다리를 쭉 뻗은 상태에서 발뒤꿈치는 몸 바깥쪽으로 힘껏 밀며, 발가락부분 쪽은 몸 쪽으로 당기는 자세를 취하고, 두 팔은 쭉 뻗어 같은 손으로 같은 발의 발가락을 잡아당기려는 자세를 취한다.

누워서 시구하는 경우에는 그냥 발뒤꿈치는 몸 바깥쪽으로 힘껏 밀며, 발가락 부분 쪽은 몸 쪽으로 당기는 자세를 취하면 될 것으로 본다.

다. 시구시 주의사항

(1) 반드시 앞의 시구 순서에 입각해야만 한다. 앞의 순서를 약간 어기더라도, 별 문제가 생기는 것은 아니라고 보지만, 그 효과면에서 차이가 날 수 있기 때문이며, 경혈을 찾는 기준인 1촌, 1.5촌, 3촌 등은 기 소통 요구자(환자)의 손가락 마디를 기준으로 정하는 것임을 잊지 말아야 한다.

(2) 기(氣) 소통 요구자가 뜨겁다고 호소하면서 턱을 위로 치켜 올리거나 몸을 비틀지 못하도록 해야 한다(기혈 소통에 지장이 되는 요인은 인체의 바르지 못한 몸자세임을 강조하는 바임).

(3) 시구 직후 흡연은 절대 삼가야 하고,(수전증 증세의 기 소통 요구자가 실수로 시구 직후 흡연을 시작하자 갑자기 손을 떨기

시작했던 일을 목격한 사실이 있음) 완전한 기혈의 소통을 원한다면 그 이후의 금연도 권하고 싶다.

(4) 시구 직후 커피나 자극성 있는 식품의 음용은 삼가야 하고 돼지, 닭, 오리고기, 술 등의 식음은 절대 삼가야 하며, 시구 직후 특히 남녀의 성관계를 절대 엄금해야 한다.

(5) 침을 맞은 직후의 시구나, 시구 후 곧바로 침을 맞는 일은 절대 금해야 한다.

(6) 암환자나 임산부, 고열의 경우 온구 시구를 금해야 한다.

(7) 온구 시구 보조자는 필히 반가부좌나 가부좌의 자세를 취하며, 자기의 기(氣)의 흩어짐을 최대한 방지해야 한다

라. 편작온구기의 조작 방법

온구하기 쉽게 정제한 중급 이상의 강화산 약쑥 등(국내산 약쑥만을 사용하기를 권함)을 탁구공 크기 정도로 아주 단단하게 뭉친 후 온구기 용기 속에 넣고 성냥불(가장 효율적인 불붙임 방법으로 감지됨)을 붙여서 10여 초 정도 타는 것을 기다렸다가 약쑥에 불이 거의 붙은 것을 확인한 후, 앞의 편작온구

기의 뚜껑 부분을 닫자마자 송풍용 고무공을 한 손아귀에 완전히 들어가도록 움켜쥔다(손바닥 부분의 통증해소를 위해).

송풍동작을 계속하다가 쑥 연기가 많이 나오기 시작할(불을 붙인 지 1~2분 뒤) 때쯤부터 해당 경혈에 온구기의 쑥 연기 방출구인 천공철재 부분을 밀착시켜 쑥 연기가 다른 곳으로는 새어 나오지 않고 배출구(작은 구멍으로 연결된 배출호스)로만 연기가 나오도록 주의를 요하며, 시구 도중 뜨거움을 호소할 때는 약하게 송풍을 하거나, 일단 송풍 동작을 정지하는 식으로 조절한다.

처음 약쑥에 불을 붙였을 때는 1경혈당 30초~1분씩, 그 이후에는 1경혈 당 10~20초씩, 20~30초씩, 아주 강한 열기가 발할 때는 1경혈 당 1~3초 등의 시간씩을 그 상황에 따라 효과적으로 운영을 해야, 온구기 속에 열기가 남아 있는 동안 지정된 경혈의 온구를 다 마칠 수 있다고 본다.

마. 온구기 조작 원리와 신념 쌓기

온구는 비록 화열로 치병(治病)하는 방법이라고 해서 체온이 높아지는 일이 없고, 온구는 체온과 혈압을 정상도에 유지시키는 효능이 있다고 하신, 편작온구기를 최초 발명 제작하신 고 한성규 한의학 박사의 말씀을 굳게 믿어야 한다.

신의로서 그 효과를 기대하는 자세, 즉 '오직 이 한 번의 온구 시구로서 나의 바르게 흐르지 못한 기가 반드시 바르게 흐를 수 있을 것이다!' 라는 신념을 한 번, 그리고 두 번, 세 번 등 끝없는 믿음의 끈을 놓지 않는 성실한 자세—넓게는 중용의 단초가 됨은 널리 알려져 있는 사실이라고 봄—가 기·혈 소통 강화의 성공에 반드시 필요한 정신자세라고 하겠다.

즉 '기가 막히거나 정체되지 아니하고 잘 흐르면 질병이란 있을 수 없는 노릇이니, 병을 무서워 말고 오직 나의 기·혈의 바른 흐름만을 바라야 한다.' 는 것을 잊지 말아야 할 것 같다.

또한 온구 시구 보조자는 이와 같은 기 소통 요구자와 혼연일체가 되어 자기 자신의 기 소통을 이루는 일이라고 생각하는 무조건적 포시의 부처님 마음가짐 정도가 필요하다고 본다.

바. 시구 직후의 가벼운 마사지 권장

시구 후 곧바로 엄지 두 손가락이나 인지, 중지 등을 나란히 모으거나 하여 대추, 신주, 고황(이곳을 마사지 할 때는 따로 한 손가락씩만 사용할 것을 권함) 등과 척추를 그 다음 순서— 양 고황 중앙의 척추 부분부터, 맨 아래 장강경혈까지 모든 경혈을 가볍게 마사지, 이때는 두 손가락을 모아서 사용함— 대로 마사지 해주면 온구 시구의 효과를 한층 높일 수 있었다고 본다.

사. 시구 후 기(氣)의 원활한 흐름으로 추정되는 징후들

(1) 모공(땀구멍)이 아주 크게 열리어 육안으로도 쉽게 볼 수 있게 되며 간혹 양귀 밑 부분, 이마 부분, 어깨 부분, 뒤통수 부분, 등짝 부분, 폐 위쪽 가슴 부분, 두상(머리) 부분, 생명선 양옆 부분 등에 무슨 작은 벌레가 기어가는 듯한 느낌이나, 피부 속 살갗 부분으로 약하게 물 같은 액체가 흐르는 듯한 느낌이나, 근육의 꿈틀거림 등의 느낌을 가질 수 있다고 본다.

특히 살결(주름 등)이 펴지는 듯한 느낌을 가질 수 있다고 본다.

(2) 머리가 맑아진 것 같고, 두 눈이 밝아진다는 느낌을 가질 수도 있으며 손과 발, 양 겨드랑이에 땀이 약간씩 혹은 흠뻑 베어 나옴을 느낄 수도 있으며, 앞의 시구 순서에 입각한 잔중, 심궐, 위중, 제중의 어느 한 곳에 시구할 때쯤이면 약하거나, 강한 트림을 하는 경우가 있을 수 있다고 본다.

(3) 콧등, 그 양옆, 콧구멍 양옆, 양쪽 광대뼈 부근, 양볼 등이 빨갛게 상기되며 얼굴에 윤기가 흐른다는 느낌을 느낄 수 있다고 본다.

(4) 간혹 얼굴색 전체가 모두 바뀌는 경우도 종종 있다고 본다.

(5) 또한 시구 2~3일(1일 1~2회씩) 내지 그 이상이면 혹시 까맣게 죽어 있던 손톱이나, 발톱 등이 약하게나마 생기가 나는 것을 직감할 수 있음은, 사람마다 제각기 다르다고 할 수 있겠지만, 감각이 빠른 사람은 그 정도를 어느 순간 감지할 수 있다고 본다.

(6) 만약 온구 시구 후 대추경혈에서 척추를 기준으로 좌·우로 대략 2~3cm정도나 그 이상(4~5cm)의 넓이로 모공이 아주 크게, 거의 모두 열려서, 장강경혈(꼬리뼈 부위)까지 연속되게 나타난다면, 거의 완전한 기(氣)의 흐름의 징후라고 본다는 관점이 필자의 편작온구기를 사용한 이 팔완기통법, 즉 기·혈 소통 강화의 효과이론의 백미(白眉)라고 감히 말씀드리고 싶다.

(7) 온구 시구 후 대체로 한층 더 강한 식욕을 느낄 수 있다고 본다.

(8) 온구 시구 도중에 그 반응을 감지하지 못한 경우라면, 보통 평상시보다 침의 배출이 판이하게 많아졌다는 느낌을 늦게나마 가질 수 있는 경이로움을 맛볼 수 있다고 본다.

아. 팔완기통법의 활용방안

거의 모든 질병의 징표들은 기(氣)·혈(血)의 흐름이 장애를 받아 일어난다고 보기 때문에 거의 대부분의 질병의 징표 등이 나타나는 거의 대다수의 경우에 활용할 수 있는 것이 이 팔완기통(八玩氣通), 즉 기·혈 소통 강화법이라고 본다.

다만 암의 경우 병이 깊어 환자 스스로 자기의 몸을 지탱하기 어려운 경우 등은 절대 사용하지 말아야 함을 명심하여야 한다.

하지만 암 수술 후 암인자를 거의 제거한 상태이고, 회복기에 접어들어섰거나, 안심할 수 있는 경우에는 이 팔완기통법의 온구 시구를 해서 거의 재발되지 않던 사례를 두서너 번 체험한 경우가 있음을 밝힌다.

대체적으로 초기 감기 증세의 기 소통 요구자 등은 거의 시구 1~2회 후에 거의 감기 증상의 징표가 사라짐을 볼 수 있었고 초중고교생들의 허리측만, 곡만의 징표들도, 거의 평소 손, 발에 땀이 나지 않던 이들에게 1~3회 온구 시구 후, 또한 고혈압(최고치 195이상)의 징후가 온구 1~4회(1일 2회씩 약 1~4일 정도) 후 거의 정상의 수치인 최고치 125~127정도를 보였던 경우가 몇 번 있었다.

어떤 고혈압 징후의 기 소통 요구자는 위와 같은 온구 시구 후(1일 2회씩 1~4일간) 거의 정상수치의 상태가 지속된 기간이 적어도 4~8개월 정도까지 되던 사항을 포착한 사실이 있으며, 구안와사(발병의 징표가 나타난 지 5~6개월 지속된 경우)가 단 1회 온구 후 그 징표가 거의 사라진 사실을 포착한 사례가 있었다.

그리고 디스크의 징표(발병 2~3년)가 나타난 이들이 온구 시구(1~3회 온구 시구) 후 그 징표가 거의 사라졌던 사례는 수없이 있었다.

그 밖에 오십견의 징표, 소화불량, 어깨 뒤틀림, 손·발 무기력, 머리염색 후 옻오름 등의 각 징후가 온구 시구 거의 1~3회 후에 거의 사라지는 현상들을 수없이 목격한 사실이 있음은 숨길 수 없는 사실들이라고 말하고 싶다.

특히 신경계통―필자의 견해로는 이것은 대추경혈의 기 흐름이 주 장애요인으로 나타난 병적인 징표들이 우선적으로 쉽게 사라지는 현상이 있음을 대부분 감지한 사례가 있음―의 질병의 징표들이 사라짐 현상에 초점을 맞추고 필자가 내세우는 기·혈 소통 강화법이 바로 이 팔완기통법이라고 이해하신다면 옳은 설명이 될 것 같다.

한편, 1993년 3월 22일(월요판)자 「법률신문」 제16면 머리 부분 '법조광장' 칼럼난에서 서울 변호사회 소속 김영은 변호사께서는 '사람은 늙어서가 아니라 병들어 죽는 것이다. 질병은 기의 흐름이 원활치 못하거나 정체됐기 때문에 기를 잃는 것은 절망과 패배의 의미……, 범국민 기 살리기운동을 펴자'에서 그리스 신화에 나오는 인간의 수명은 태어나면서 결정되어진다는 이야기를 음미해 볼 필요가 있다고 했다.

또한 '우주가 포함되어 있는 모든 물질적인 존재는 말할 것도 없고 만물의 영장이라고 하는 인간의 정신까지도 기의 변화에 의해 이루어진다고 보는 것이다. 방귀의 어원은 방사기(放邪氣)의 줄임말인 방기(放氣)이다' 라고 하였다.

또 '건강의 첫째 조건은 나쁜 기를 몸속에서 빼내는 것으로 보았다는 것이며, 질병이 발생되는 원인은 순환계의 기가 그 흐름이 원활하지 못하거나 내면에 흐르는 기의 통로가 막혀 생기는 기의 정체(停滯) 때문이라는 것이고, 기의 원활한 운용과 유통을 위해서 축기(蓄氣)의 근거로 침이나 뜸, 지압이나 마사지를 대체요법으로 활용하는 것이다.' 라고 하였다.

또한 '기(氣)라고 하면 실체가 눈에 보이지 않기 때문에 신비롭고 황당한 것으로 인식하는 사람이 많다. 그러나 어려서 열이 나거나 배가 아팠을 때 이마에 손을 얹고 배를 문질러 주시던 부모님의 사랑을 기억할 것이다.

이와 같이 자식의 아픔을 낫게 하려는 간절한 마음이나 음식의 맛은 손끝에서 나온다는 믿음이 기의 실체라고 할 수 있다' 고 한 적이 있다.

그리고 김 변호사께서는 2003년 12월 11일자 「법률신문」 제14면 '수상' 칼럼 '감기의 허와 실'에서 '감기는 몸을 건강하게 하고 생활을 개선해 주는 하나의 과정이므로 감기에 걸렸다면 감기가 우리 몸의 불균형을 고르게 잡아 준다는 사실을 믿고 몸이 회복되기를 느긋하게 기다려야 한다.

감기는 몸을 더욱 건강하게 만들 수 있는 좋은 기회이며 감

기에 걸렸다면 몸 어딘가 좋지 않아 바이러스에 대한 저항력
이 떨어졌다는 증거이기 때문에 그 부분을 보완하면 더욱 건
강해질 수 있다'고 하였다.

이어서 '감기에 걸리는 원인인 편중된 피로, 즉 편중된 운
동습관을 올바르게 고치지 않으면 항상 일정 부위에만 부담
이 가기 때문에 우리 몸은 계속 감기에 걸리게 된다. 감기 전
문가에 의하면 암이나 중풍에 걸린 사람들은 대부분 감기를
앓지 않는 사람들이며, 이에 비해 장수하는 사람들은 끊임없
이 감기를 앓거나 날씨가 추워지면 콧물을 흘리는 등 잔병치
레가 많다.

콧물이 나온다는 것은 공기 중에 떠다니는 나쁜 물질에 대
해 일종의 저항력을 타나낸다는 뜻이며, 아직 몸이 민감하다
는 증거이고 어깨가 굳었다거나 목이 뻣뻣하다는 감각이 느
껴지는 동안에는 갑자기 쓰러지는 일이 일어나지 않는다.

갑자기 쓰러지는 일은 이러한 감각을 느끼지 못했을 때 일
어나고, 감기를 제대로 앓는다면 혈압도 내려가고 딱딱하게
굳은 몸도 부드러워지며 편중된 운동습관으로 특정 부위에
쌓인 피로도 풀 수 있다. 그러므로 감기를 앓으면 중풍에 걸
리지 않는다고 한다'고 하였다.

그리고 '머리를 지나치게 써도 감기에 걸리고 소화기관에
지나친 부담을 주거나 신장에 무리가 가도 감기에 걸리며,
우리 몸의 어느 부위든 지나치게 사용해서 피로가 쌓이면 감
기에 걸린다.

감기나 설사는 건강해지려고 우리 몸이 스스로 보여주는 하나의 현상이므로 감기와 설사를 무리하게 낫게 했느냐, 아니냐에 따라 우리 몸이 건강해졌느냐, 아니냐에 따라 우리 몸이 건강해졌느냐, 아니냐가 결정된다.

　만약 무리하게 낫게 했다면 건강해지기는커녕 오히려 어떤 부위를 더욱 둔감하게 만드는 결과를 초래하고 몸이 민감한 사람이 감기에 자주 걸리고 감기에 잘 걸리는 사람일수록 건강하다고 보아야 한다.

　감기에 걸렸을 때 등뼈에 숨을 불어넣는 듯한 기분으로 숨을 깊게 들어 마신다. 그러면 등뼈가 곧게 펴지면서 점점 뒤로 젖혀지고 곧이어 등뼈에서 땀이 나기 시작하는데 여기까지 걸리는 시간은 대략 2~3분이다.

　땀이 나면 몸을 살짝 비틀어 마무리한다. 등뼈 호흡이란 합장행기(合掌行氣, 결가부좌를 하고 합장을 한 후에 기를 운행하는 것)에서 손바닥으로 호흡을 하는 대신에 등뼈로 호흡을 하는 정체방법을 말한다.

　뼈 호흡은 앉아서도 할 수 있고, 눕거나 서서도 할 수 있다. 등뼈에 땀이 배어나오면 등뼈에 기가 통했다는 증거다. 등뼈 호흡을 한 후에 땀이 났다면 전체적으로 기가 막히지 않고 잘 통한다고 보면 된다. 감기를 확실하게 낫게 하면 각종 질병에 대처할 수 있는 힘이 생기며 감기를 제대로 앓을 수 있다면 난치병도 고칠 수 있다. 감기만 잘 앓고 나면 암도 고칠 수 있다고 감기 전문가는 장담하고 있다' 고 밝힌 적이 있다.

그리고 (주)매일건강신문사 발행 「한방과 건강」 2003년 7월호에 게재된 바 있는 이강일 한의학 박사(그 당시 나사렛한방병원 원장 겸 경희대 한의대 외래교수)의 「척수와 신경(위 의창 에세이 중)」에서 이강일 박사는 '우리 몸속에서 새로운 영양물질과 산소를 공급받고 노폐물과 탄산가스를 내보내는 대사작용(代射作用)이 쉴 새 없이 일어나고 있으며 몸이 끊임없이 움직이고 있는 바, 그 대사 작용이 쉴 새 없이 이루어질 수 있도록 하며 인체 곳곳에서 일어나고 있는 상황을 뇌로 전달하고, 또다시 뇌의 지시를 전달하며 생리적으로 대처하고 움직일 수 있도록 역할을 하는 것이 척수와 신경이다. 그러므로 인간의 생명 유지에 가장 큰 역할을 하는 것은 뇌, 척수, 신경이다' 라고 하였다.

그리고 '인체의 모든 기관과 조직, 그리고 세포까지도 신경으로 거미줄처럼 연결되어 있어 하나의 생명체를 이루고 있다. 명주실처럼 가느다란 신경세포줄이 인체의 구석구석을 연결하고 있으며, 이 신경세포줄을 통해서 척수와 뇌, 그리고 신체 각 기관과 조직, 그리고 세포 사이에 통신이 이루어지고 있는 것이다.' 라고 하였다.

또 '뇌와 신체 각 부의 신경이 여러 가지 다양하게 신호를 보내고 상호 연락하기 위하여 척수가 중요한 역할을 한다. 척수는 머릿속에 있는 뇌의 끝 부분인 연수에서부터 시작하여 목뼈를 거쳐 등뼈와 허리뼈 속을 지나 꼬리뼈까지 이어진다.

인체의 모든 신경의 뿌리는 척수에서부터 시작된다. 척수는 백색의 가늘고 긴 원통상이며 경추 부위와 요추 부위에 약간 굵은 부분이 있고 꼬리뼈 부분에서 원뿔 모양으로 끝난다. 척수의 길이는 약 40~45㎝ 정도이며 앞면과 뒷면의 정중선(正中線)에 홈이 있고, 출입하는 척수신경들이 이 홈을 통과한다'고 하고 있다.

그리고 '우리 몸을 지탱하고 있는 신경은 운동신경과 자율신경으로 나눌 수 있다. 운동신경은 뇌척수로부터 나와 골격근에 연결되어 관절, 근육, 피부 및 혈관운동까지도 움직일 수 있도록 관장하는 말초신경이다.

자율신경은 우리의 의지와는 관계없이 신체 내부의 기관이나 조직의 활동을 지배하는 신경계통이며 교감신경과 부교감신경으로 나누어진다. 신체의 모든 장기는 교감신경과 부교감신경의 지배를 받고 있다'고 하고 있다.

그리고 뒤이어 '의식적인 운동신경과 무의식적인 자율신경은 우리의 몸을 움직이고 생명을 유지시키는 중요한 역할을 척수를 통하여 말초신경에 전달하기 때문에 인체의 모든 기능의 마비는 뇌, 척수, 말초신경 어느 곳에서도 일어날 수 있다'고 한 적이 있다.

그리고 1992년경 작고하신, 인산(仁山) 죽염의 창시자이시고 우리나라 생약의 대가이셨던 인산 김일훈 선생께서는 그의 저서 『신약본초(神藥本草)』에서

'그러면 단전호흡을 쓴 책이 있어요. 여러분도 다 눈이 있어 보는 거지. 거기에 단전호흡의 비밀을 제대로 설명해 놓

은 책은 없어요. 그리고 단전호흡이라고 아는 사람이 없어요. 배 밖에 나와선 단전호흡이요, 뱃속에선 조식법인데, 그러면 무얼 어떻게 해야 되느냐? 갈비라는 게 사람 몸에 있어요. 그전에 말한 수골(壽骨)·명골(命骨)이라고 했는데 그게 수골·명골이오. 목숨 수(壽) 자 하고 목숨 명(命) 자 하고 수골·명골인데, 수골·명골은 음식물에 대한 모든 영양을 모아다 등심으로 해서 척추니까 등심으로 해서 뇌에 전할 건 뇌에 전하고, 뼛속으로 전할 건 뼛속으로 전하는 것이 갈비인데, 그러면 그거 척추에 붙어 있는데, 척추에 기압을 넣고 가슴과 어깨에 힘을 주어 가지고 척추에 기압을 넣고 자세를 반듯이 하고 있으면 자연히 갈비뼈가 척추에 붙은 자리가 틀림없이 어머니 뱃속에서 생기던 그대로 제자리에 가서 자리 잡게 돼 있어요'라고 하였다.

계속해서 '완전무결하게 제자리에 자리잡으면 그때에 단전호흡은 제대로 안 되나, 그게 원리라 그런 기압을 매일 1초도 게으르지 않고 평생을 기압 주고 있으면 늙어서 한 백 살 사는 동안에 중풍(中風)에 걸리거나 뭐 위장병, 폐병 이런 것은 안 할 거요. 그러면 그렇게 하면서 상반신이 허하면 중완(中脘)에 뜸을 뜨면서 원기 회복시켜야 되고, 또 전신이 허하면 관원(關元)에다가 단전에 뜸을 떠가지고 전신 회복시키는데 그러면 양기가 좋아지는 것도 사실이겠지만, 늙지 않는 거, 병들지 않는 거, 거 확실히 좋은데 내가 그런데 경험이 전혀 없는 자라면 참 신(神)이 노할 말 할 리가 없어요'라고 한 적이 있다.

또 위와 같은 책에서, '그래서 이 단전호흡이라는 걸 척추에다가 척추를 아주 곧게 반듯이 하고 기압을 넣고 있으면 단전호흡이라는 건 시키지 않아도 절로 된다. 그래가지고 그 모든 기운이 색소(色素) 중에 있는 자기 체질에 맞는 색소를 흡수하는데, 그래서 자기 체질에 맞는 색소 흡수하는 법은 기압을 넣어야 됩디다.

내가 여러 사람을 시키는 데 갈비가 붙은 척추가 곧아야 한다. 절대 척추를 곧게 하고 가슴과 어깨에 힘을 주고 1초도 정신이 해이(解弛)하면 안 되니 온몸의 기운을 척추에 보내라. 그래서 척추에 기압을 넣게 되면 모든 골수(骨髓)가 정상으로 돌아가니 완전무결하다. 죽을 때까지 중풍 걸리고 뭐 몹쓸 병 앓는 경우는 없을 것이다.

이러한 공해로 인류를 멸하는 시기가 왔는데, 여기엔 더욱 단전법이 유리하다. 척추를 곧게 하고 척추에 기압을 넣는 걸 말하는 것이다. 그렇게 하게 되면 단전에다 숨을 들이쉬고 오래 돌리고 어쩌고 해서 부패물이 점점 누적해서 죽는 것보다는 나은 편이다.' 라고 하였다.

계속해서, '그래 내가 평생을 경험한 것을 토대로 해서 그대로 세상에 필요하다고 하는 것이 내가 하는 말이다. 나는 아는 것만 가지고 안다고 말 하는 건 거 혹 미숙한 점도 있고, 하자도 있게 마련이지만 나는 일생에 경험한 것을 토대로 말하지 아는 것만 가지고 따지질 않아요. 아는 건 전생에 알고 온 건 금생의 내가 혜(慧)가 밝아가지고 혜명(慧命)하다고 그러지' 라고 한 적이 있다.

또 인산 선생은 위와 같은 저서의 '척추에 힘주면 사리(舍利)가 이루어진다' 라는 항에서 '석가모니 삼생(三生)을 말했는데 삼생을 모으고도 안 되는 사람은 전혀 없어요. 그건 사람은 근본적으로 땅 덩어리라 죽으면 땅 되고 땅 기운을 가지고 땅에서 생긴 것을 먹고 어머니 피가 되고 어머니 피를 가지고 내가 되었으니 구슬이 이뤄져요. 그 구슬이 이루어질 때까지 노력은 꼭 참선을 해야 되느냐?

그게 아니고 내가 그 전에 갈비의 왼쪽은 수골(壽骨)이요, 바른쪽은 명골(命骨)로써 수·명골을 말했는데, 거기서 음식 먹은 기운을 척추로 보내는데 그 음식은 땅기운이라 내 육신이 흙이고, 그 음식도 흙에서 이루어지는 것이다.

그래서 갈비에서는 그 기운이 통하게 된다. 오행의 기운이 그 척추에 붙은 수골·명골이 정상으로 이루어져야 하니 척추를 곧게 세우고 항시 척추에 힘을 주고 살아야 된다. 목에 힘주고 척추에 힘 주고 하면 위(胃)도 신경이 강해서 소화도 잘 되고, 밥맛도 좋다.

또한 폐도 폐신경이 강해 가지고 기관지, 폐선, 폐 세 장부가 다 튼튼해지면 위암이 올 일도 없고, 그렇게 되면 그땐 장암도 오지 않고 간에도 간암이 오지 않게 되는데, 피가 맑아져서 간암이 오는 법은 없어요. 피가 상한 데서 간이 상한다' 라고 하였다.

계속해서 인산 선생은, '그러니 나는 모든 생활이 우리에게 사리(舍利)가 이루어질 수 있는 재료만은 풍부해. 누구든 그 재료는 가지고 있어요. 그래서 언제고 사람은 공부하려고 생각하면 공부가 되게 돼 있어요. 또 애쓰면 되는 거고, 그래서 공부에 대해서도 필요하다는 건, 우리 육신이 흙이라 흙에서 살고, 흙에서 나오는 걸 먹고, 그러고도 안 된다 하면 어떻게 될까? 그건 말이 안 돼요. 이루어지게 되어 있고 이뤄질 수 있고, 거기엔 노력이 필요하다. 그래서 척추를 곧게 하고 목에도 힘주고 내내 척추에 힘을 주게 되면 그 수골과 명골이 척추에 생기던 제자리—태아 때 갈비뼈가 척추에 생기던 그 자리—에 딱 서 있어요.

그렇게 되면 음식물 먹은 기운을 양쪽 갈비에서 척추를 다 제대로 전해줘. 그렇게 살 수 있는 걸 그렇게 안 살아봐야, 그렇게 안 산다고 해서 좋은 일이 없을 테지. 그래서 나는 누구든 할 수 있는 일은 하라 한 것이다.' 라고 한 적이 있다.

위에서 밝힌 세 분의 말씀들은 이렇게 요약이 되지 않을까 싶다.

김영은 변호사님은, '사람은 늙어서가 아니라 병들어 죽는 것이다. 질병은 기의 흐름이 원활하지 못하거나 정체됐기 때문' 이라는 의미로 볼 수 있다.

이강일 한의학 박사께서는, '대사 작용이 쉴 새 없이 이루어질 수 있도록 하며, 인체의 곳곳에서 일어나고 있는 상황을 뇌로 전달하고, 또 다시 뇌의 지시를 전달하여 생리적으

로 대처하고 움직일 수 있는 역할을 하는 것은 척수와 신경
이다. 척수는 머릿속에 있는 뇌의 끝부분인 연수에서부터 시
작하여 목을 거쳐 등뼈와 허리뼈를 지나 꼬리뼈까지 이어진
다'는 이야기로 함축할 수 있다.

인산 김일훈 선생님의 말씀은, '척추에 기압을 넣고 가슴
과 어깨에 힘을 주어 자세를 반듯이 하고 찰나의 촌음도 지
체함이 없이 있으면 자연히 갈비뼈가 척추에 붙은 자리가 틀
림없이 어머니 뱃속에서 태아 때 생기던 그대로 제자리에 가
서 자리잡게 돼 있고, 그런 기압을 매일 1초도 게으르지 않게
평생을 기압을 주고 있으면 늙어서 한 백 살 사는 동안에 중
풍, 위장병, 폐병 같은 것은 없을 것이다.

우리 육신이 흙이라, 흙에서 살고 흙에서 나오는 것을 먹고
살기 때문에 척추를 곧게 하고, 목에도 힘을 주고, 내내 척추
에 힘을 주게 되면, 그 수골과 명골이 척추에 어려서 생기던
제자리―태아 때 갈비뼈가 척추에 생기던 그 자리―에 딱
서있게 되면 우리 몸에 사리(舍利)가 이루어진다'는 이야기
로 받아들여질 수 있다고 본다.

위와 같이 세 분은 하나같이 우리 인체의 독맥의 근간인 등
쪽 척추가 차지하는 우리 몸의 중요한 역할들을 강조했다고
보인다.

사실 필자가 알고 있는 사람의 독맥은 윗입술 부위에서 백
회를 지나 뇌호, 대추, 척추 전체, 장강, 회음을 연결하는 기
통로이며, 임맥은 아랫입술 부위로부터 폐근, 비중, 심궐, 중

완, 제중(배꼽), 기해, 단전, 회음 정도로 보이기에 그에 연장해서 족삼리, 삼음교, 용천을 주요 경혈 자리로 보고 이 팔완기통법, 즉 기·혈 소통 강화법을 생각해냈다고 보겠다.

하지만 오로지 필자가 제시한 이 방법(팔완기통법)에서 제시하는 경혈들만이 사람의 기·혈 소통 강화법에 필요한 온구 대상 경혈만은 아니라는 것이다.

이를테면 '최소공배수'라고 지적할 수 있을는지 모르겠지만, 아무튼 이 팔완기통법은 보통 통상적인 상식의 소유자라면(적어도 초, 중, 고교 학력 정도) 수용할 수 있는 조금은 쉬운 기·혈 소통 강화법이라고 할 수 있을 것 같다. 그러나 조금 더 차원 높은 유형의 방법은 얼마든지 나올 수 있다는 것이다.

예를 들어 속된말로 뒷골이 당긴다는 징후의 기·혈 소통 요구자의 원만한 기·혈 소통 강화에는 적어도 명신혈 — 후발제상 1촌점에서 좌우 각 1.5촌 부위 뒷머리 시작 부분, 즉 제비초리에서 위로 1마디 위 지점에서 좌우로 1.5마디 정도 부위 — 을 첨가해서 온구해야만 그런대로 기·혈 소통 강화가 이루어진다고 본다.

또한 눈에 심한 충혈 등의 경우에는 백회혈 — 코직상발제 위 3.5촌 부위 코에서 곧게 위로 연결된 머리 시작 부분에서 3마디 반 정도 부위 — 을 되도록 짧은 시간(적어도 1~2분 내외)에 첨가해서 온구 시구해야 하는 형편이라고 보겠다.

이처럼 한 단계 높은 기·혈 소통 강화법은 수없이 많이 도출시킬 수 있겠지만, 보통 통상의 경우에 이루어질 수 있는 기·혈 소통 강화법을 고집하다보니 그 정답으로 대두된 것이 이 팔완기통법이라는 것을 모두가 잊고 있어서는 아니 될 것으로 본다.

앞서 필자가 약간 언급하고 뒤이어 좀 더 구체적으로 많은 양의 언급이 있겠지만, 사람의 살갗 속과 분육 사이로 돌고 있다고 보는 위기(衛氣)가 따뜻해져서 몸이 충실해지는 원리를, 즉 우리 몸에 흐르는 '여러 종류의 기(음기, 양기, 위기, 영기 등등) 혈의 소통 강화'가 곧 이 팔완기통법의 구체적 작용 원리이다.

이는 앞서 소개한 김영은 변호사, 이강일 한의학 박사, 인산 김일훈 선생 모두가 주장하는 등뼈(척추)의 중요성을 인식하고 우리가 사람의 피부 쪽에서 찾아낼 수 있는 소정의 지정된 경혈들을 하나도 빠짐없이 그 경혈이 존재해 있는 곳의 경혈, 경락을 중심으로 위에서 아래로, 동시에 좌에서 우로 온구 시구하는 원리임을 누차 밝힌 바가 있다고 본다.

그러나 결코 그렇게 간단하고 쉬운 작업(온구 그 자체)만은 아님을 새삼 깨닫게 하는 첫 번째 관문이 도사리고 있다고 본다.

이것은 기(氣)란 마음 에너지이며, 앞서 김 변호사께서 지적한 바와 같이 정신까지 변화를 주는 것이 우리 몸속의 기(氣)라고 보기 때문이다.

필자는 지나간 세월 동안 한참 밥을 많이 먹을 나이(중, 고교시절) 때는 지어주는 저녁밥을 먹고 났는데도 배가 고픈 것 같고, 허전한 느낌이 들면 습관적으로 고향집 뒤 넓은 논둑 길을 따라 한없이 걸어가며 그 당시 학교에서 배운 가곡— 들국화, 동심초, 가고파, 돌아오라 쏘렌토로, 바위고개 등 등—을 쉼 없이 레코드를 틀어놓은 것처럼 연달아 계속 불 러보며 그 시간을 흘려보내려고 애를 썼다.

한껏 정신없이 노래를 부르고 난 뒤엔 더욱 허전한 배를 의 식하며 또 다시 끝도 없는 노래를 부르며 외로움을 잊으려 한 적은 있었지만, 그 누구를 티끌만큼도 원망한 적은 없었 다고 믿는다. 어쩌면 그러한 행동은 나름대로 필자의 심성을 곱게(?) 간직할 수 있었던 계기가 되지 않았나 싶다.

필자는 지금도 항시 본인의 몸에 혹시나 작은 혹이나 사마 귀, 속된 말로 비지밥 하나라도 생기는 것을 절대 용납하지 않는 성미이다.

지금까지의 필자의 시각으로는 우리 인간의 혈의 탁함에서 이들(혹, 사마귀, 비지밥)이 독성으로 몸 밖으로 돌출한 결과물 이라고 보기 때문에 나 자신의 몸에나 다른 사람의 얼굴, 목 덜미, 혹은 신체 어느 부위에든 돌출되는 그 어느 혹(심지어 비지밥)도 절대 용납해서는 아니 된다는 심정이다.

한동안 필자의 몸에도 제법 돌출물이 출현한 시기도 있었 지만 지금은 전혀 그렇지 않음을 확신할 수 있다.

앞서 밝힌 바와 같이 이 팔완기통법은 오직 필자와 필자의 가족, 친지, 그리고 필자를 인연한 모든 이들과의 인연사에 이루어진 하나의 형설의 공이라고 해서 조금도 틀림이 없을 것이라 자부한다.

　나를 해코지 하려는 그들을 절대 나 자신이 그 보복을 위한 작정이나 어떤 행위도 스스로 용납하지 않고, 나에게 커다란 상처를 물심양면으로 안겨준, 소위 상해를 가한 그들을 전혀 보잘것없는 현실의 법조문으로 그 징치를 구걸하지 않고 오직 천지신멍의 현명하신 핀단에만 매달렸던 것이 사실이라고 힘주어 말하고 싶다. 그 보답으로 그분께서는 못나고 우둔한 필자에게 엄청난 힘을 주셨다고 본다.

　본래 필자의 집안에는 내림으로 어느 가문에 뒤지지 않는 사람 고침의 혜택을 누려왔다. 가까운 위로 필자의 조모님께서는 그 당시 아이를 못 보는(임신을 못하는) 여인 집을 방문해서 1~2개월 정도 숙식을 같이 하면서 침과 쑥뜸으로 아기를 가지게 하셨다.

　그리고 필자의 돌아가신 모친께서는 그 당시 어린아이 경기치료에는 둘째 가라하면 서러워하실 영험함을 가지셨던 터이고, 그 뒤 뒤따라 일찍 요절하신 필자의 숙부님께서는 돌아가시기 전 그 당시 경북 고령군 D면에서 앉은뱅이도 일으켜 세우셨던, 그야말로 침에는 일가견이 있으시던 한약업사이셨던 관록이 있었다.

　이러한 집안 내림의 영향을 일찍 느낀 필자가 어느 역술가의 권유에 따라 나이 오십이 되기 1~2년 전부터 그 당시 누구나 제법 부러워하던 '법무사'의 명함을 팽개쳐 버렸다. 그 모든 것이 잠시 지나가는 신기루나 거품처럼 보였을 뿐이었다. 그때부터 필자의 가슴속에는 오직 '편작온구기' 그것 하나밖엔 가진 것이 없었다고 본다.

솔직히 필자의 처와는 처음부터 ― 필자와 결혼할 당시 맛선 보는 도중에 만약 내가 잘못이거나 자의로 지금의 법원서기보 직책을 잃는다고 해도 좋다는 신부를 구하기 위해, 그 당시 20여 회 정도 제법 많은 횟수의 맛선 때마다 거의 하나같이 조건부로 내세운 결혼조건 제1항이 바로 그 조건이었다.

최후에는 필자와 함께 농사꾼이 될 수 있는 사람을 구했다고 할 수 있다―약조된 사항이니 만큼 그 불만의 소지는 전혀 없을 것이라 생각했지만, 그 당시 필자의 인생행로 수정에 제일 큰 불만의 소유자는 필자의 처와 장인, 장모님이었다.

그러나 필자는 지금 자신의 천명을 순리대로 따르고 있을 뿐이다. 험난한 대해이기는 하지만 바르게 운항해 가는 중이며 따라서 편안한 삶의 구가는 조금은 어렵게 되었다.

아들에게는 소위 '온고지신으로 수신제가하여 중용의 삶으로 포시하라' 고 두 아들에게 외쳤지만, 본인 스스로의 수신제가는 어려웠던 것 같다.

이처럼 지척의 가족으로부터 맹렬한 반대를 무릅쓰고 고집스럽게 내 갈 길을 가는 필자지만 결국 이 팔완기통법으로 많은 돈을 벌자는 것은 결코 아니다. 필자는 오직 지금부터 몇 년 전에 스스로 작정한 '팔완기통연구소'의 준칙에 따라 심신이 여의치 않아 팔완기통법을 알고 필자의 연구소를 찾아오는 인연들에게 정성으로 이 법을 강습―기 · 혈 소통 강화법을 가르쳐 줌―하는 것밖엔 더 이상이나 그 이하의 어떠한 행위도 용납되지 않음을 하늘에 천명하였다.

가족이나 가까운 친족, 형제자매가 몹쓸 병이나 걸리는 날에는 이 팔완기통법의 필요에 따라 구명하는 일을 주저함이 없이 응하겠지만, 타인의 기·혈 소통 강화를 위해 직접 나서는 일은 하지 않을 삭성이다. 이는 천지신명의 천명에 순응하는 처사라고 보겠다.

천기―이 팔완기통법은 소위 천기누설의 행위임이 분명하다고 믿어 의심치 않는 바다―를 누설함은 그 대가가 반드시 오고야 만다고 믿기 때문이다.

하지만, 이 팔완기통법 즉, 기·혈 소통 강화법을 필자로부터 배워 익혀 자기 스스로 깨달음의 경지에서 상속된 무거운 그 죄업을 깨우쳐 나가고자 분연히 나서는 성실한 그들은 과감히 도울 것임을 약속하는 바다.

그들이 이 팔완기통법을 숙지해서 자기 스스로 기·혈 소통 강화에 성공한다면, 그리고 더 나아가 필자의 뜻과 함께 재세이화, 홍익인간의 행로를 갈 수만 있다면 필자의 천명은 그런대로 완수되는 셈이 아닌지 되새겨 본다.

그 정도의 천기의 누설은 천지신명께서도 허락하심이 아닐지 조금이나마 위안을 가지면서 지금까지 필자가 몸소 체험한 유익한 정보를 소위 각 치료 과정별로 징후에 따라 그 사례들을 밝혀 보고자 한다.

3부

각종 질병에 대한 효과

5. 팔완기통법(八玩氣通法)의 효과

(1) 소화기병 치료과

소화불량, 만성위장병의 각 징후

1997~2000년 연말경의 일로 기억되는 어느 날, 필자의 법무사 사무소를 방문한 어느 마을 이장(대략 50대 중반으로 기억됨)이 자기 부인을 데려와서 대략 1~2개월 이상 거의 밥을 먹지 못했고, 요구르트 정도만 마셨노라며, 이제는 하는 수 없이 D시에 가서 복개수술을 해봐야 한다고 하기에 그렇다면 먼저 이 팔완기통법으로 1~2회 정도 온구를 해보기를 권했다. 그가 쾌히 승낙을 해서 바로 그날 1~2회 정도 온구 시구를 마쳤다.

그 후 그 부인이 배가 약간 고픈 느낌이 든다며 어디 가서 밥을 먹어봐야겠다고 했고, 뒤에 알아보니 밥을 사먹고는 또다시 빵조각을 먹은 뒤 체하는 소동을 벌렸지만, 그 며칠 뒤 D시에 있는 어느 병원에 가서 복개를 했다.

그 당시 큰 병이 없이 약간의 염증 증세가 있음을 확인하고 알약 처방만 받았다고 했고, 곧바로 복개한 것을 다시 꿰매는 상황이 벌어졌으며, 그 이장은 병원 측에 그 책임을 물어야겠다는 것을 필자가 말렸던 기억이 있다.

그 뒤 들리는 소문에 의하면 그 염증이 다 나았고 그 당시 G읍의 어느 양장점을 경영하고 있다는 후문도 들었던 깃으로 기억된다.

필자는 어차피 수술을 하더라도 제대로 잘 흐르지 않는 기(氣)의 소통을 강화시키면 그 수술 성과도 좋지 않겠냐며 이 온구법 시구를 권장한 셈이다.

이처럼 이 온구법 시구시 임맥쪽의 잔중(젖꼭지와 젖꼭지 사이의 정중앙), 심궐, 위중, 제중 온구시에 대개의 기 소통 강화 요구자의 70~80%가 작거나 강한 트림을 했던 사례가 있으며 이는 정체되었던 기(氣)의 활로가 열림(기혈 소통 강화작용) 현상으로 보고 싶은 심정이다.

(2) 호흡기병 치료과

폐렴, 감기 등의 각 징후

얼마 전의 일이었다. 필자의 제일 가까운 친척 형님께서 병원에 갔더니 폐렴이라고 진단을 했는데 어디를 어떻게 쑥뜸

하면 되겠냐고 물어오셨다. 필자는 너무나 뜻밖의 물음이라 어안이 벙벙하여,

"형님! 딸, 사위는 어찌하라고 제게 물어 오십니까?"

그 한마디만 반문하고 그 길로 형님집(그 당시 형님 내외분은 D시의 어느 아파트에 거주하셨음)을 찾아가서 형수님의 눈치는 아랑곳하지 않고 이 온구법으로 1~2회 온구 시구한 후 형님 스스로 직장(그 당시 학훈단 교관으로 계셨다)에서 하루도 빠지지 말고 온구하며, 특히 폐근(좌·우 유두직상 제3늑골 오목한 부위)을 비중을 두고 온구하라고 당부했었다.

그리고 한 달 후쯤 거의 회복이 된 것 같아, 목욕탕에 들어가 느껴보니 한기를 느끼지 않았다고 한 일이 있었다. 그 형님의 따님(조카뻘)과 사위가 모두 서울의 유명 병원의 전문의로 있었던 터라 그 놀라움이 컸던 것 같다.

보통 감기의 경우에는 필자의 작은 사내아이의 경우 어릴 때는 겨울철만 되면 코끝에 자주 콧물이 달려 있었던 터라 이 온구법으로 시구해 준 것이 수십 번씩이나 되었고, 그때마다 곧바로 호전반응이 왔음을 항상 감지할 수 있었다.

본인도 몸의 컨디션이 좋지 않고 열이 약간 오른 때면 바로 온구 시구에 들어갔고 금방 그 효과가 나타남을 감지할 수 있었다.

특히 필자의 처는 잠잘 때 자주 코골이를 하는 버릇이 있어 제중, 양비중, 양기문 경혈을 온구해 주고나면 그 호흡이 대단히 수월해졌던 적이 한두 번이 아니었다고 본다.

그러나 필자의 처는 어떤 사연으로 그 다음 날 아침 스스로 기분이 왜 좋은 상태인지를 알고 싶지 않은 심정으로만 비쳐진 적도 태반이었다.

필자 역시도 가슴이 답답함을 조금이라도 느끼는 날에는 곧바로 폐근, 잔중, 심궐, 좌·우 비중, 좌·우 기문, 중완, 제중(배꼽), 기해, 단전을 자주 온구한다.

그 경위는 필자가 결혼 전, 대략 1년 반 동안(자취생활 중)은 늦은 가을부터 겨울 동안 너무나 지나치게 많은 양의 사과(그 당시 품종은 국광이 아니었나 싶음)를 즐겨먹고 난 뒤부터인지는 모르나 잠을 자다가 속이 메스꺼워 헛구역질을 하며 일어나곤 했다.

그래서 나는 혹시 농약중독이 아닌지 혼자 생각에 대체로 중완(명치끝과 배꼽의 정중앙 부위), 좌·우 비중(젖꼭지에서 곧바로 아래로 3촌 정도 내려가서 외측 즉, 몸 바깥쪽으로 2촌 정도 떨어져 있는 부위), 척추쪽 독맥 부분의 명문(배꼽 관통 부위)과 신수(명문에서 좌우 1.5촌 부위)를 연속적으로 꾸준히 온구하다 보니 헛구역질이 중지된 사실이 있다.

어떤 종류의 기(청기, 탁기, 사기, 양기, 음기, 위기, 영기)든 모든 기(氣)가 모이는 폐의 경혈인 폐근 경혈은 온구를 많이 하면 할수록 좋은 곳이라 보겠다.

(3) 순환기병 치료과

심장병, 고혈압, 중풍, 스트레스의 각 징후

법무사 사무소를 운영하고 있을 당시의 일로 기억되는데, 하루는 고향 후배(필자 보다 1~2년 후배로 그 당시 필자와 인근에 위치한 아파트에 살고 있었음)가 어떤 연유로 지난날 심하게 놀란 후 심장의 증상이 간혹 좋지 않은 징후가 나타난다기에 1~2회 온구 시구한 기억이 있으며 온구를 마치고 나자, 그 후배가 예전과는 확실히 다르게 수월한 심정이고 아주 편안함을 느꼈다고 해서 그 후배에게 편작온구기를 구입해 종종 온구 시구하기를 권한 일이 있었다.

고혈압 징후의 경우는 앞서 밝힌 필자의 고종사촌 동생은 2004년 3월경 B시에 가서, 필자의 막내 여동생의 경우는 2000년 봄 경, 어느 통닭집 아주머니의 경우는 그와 비슷한 2000년 4월~5월경 각 온구 시구를 1~4회 정도 또는 그 이상의 온구 시구 후에 필자의 여동생과 어느 아주머니는 4~8개월 동안 거의 정상적인 혈압이 유지되었다는 이야기를 필자가 직접 들은 사실이 있다.

또한 스트레스(어떤 일정한 질병이 있는 것은 아님)가 너무 심하다는 이들도 몇 분이 이 온구법 시구 후에 그 상태가 아주 편안함을 느꼈다고 전해온 사실이 있다.

특히 중풍의 징후는 어느 정도의 위급처치를 병원에서 받은 후 재활치료 중의 경우인데, 산청군 산청읍의 어느 고교 교사와 필자의 고교 후배의 일로서 대략 1~5일(1일 거의 1~2회 정도)간, 혹은 1~3일간 이 온구법으로 온구 시구한 결과 그들의 입을 통해 많은 성과를 거두었다며 계속적인 온구 시구를 원했던 적이 있다.

그러나 산청 쪽은 시간적으로 너무나 많은 에너지의 소모와 경제적 이유로 계속적인 도움을 주지 못했고, 필자 후배의 경우 필자의 강력한 요구에도 불구하고 금주의 생활을 이루지 못해 더 이상의 온구 시구를 도와주지 못한 실정이다.

(4) 부인병 치료과

부인냉병, 자궁병, 산후병의 각 징후

부인 냉병의 징후와 관련한 필자의 이 팔완기통법 온구 시구 체험은 앞서 밝힌 바와 같이 본인의 처를 상대로 대단히 폭넓은 온구 시구 체험을 했다고 볼 수 있겠다.

우선 처의 수족과 하체를 이 온구법이 생성되기 전부터 시구해서 불임의 걱정을 떨쳐 버릴 수 있었고, 1996년 말경 큰 수술 뒤 걱정되던 성호르몬 분비현상도 이 팔완기통법 온구로 만회할 수 있었다. 포문, 자호(모두 자궁 경혈로서 단전 경혈에서 좌우 2촌 부위의 경혈)를 좀 더 비중 있게 온구한 결과 어떤 약물 복용이 필요치 아니한 점을 인식할 수 있었다.

어느 정도 노처녀로 알고 있던 필자의 지인이 결혼 후 어떤 사연으로 임신중절을 한 후 그 후유증을 필자에게 상담해 오기에 이 온구법 시구로 1~2회 온구 시구 후, 본인 스스로 포문, 자호 경혈 등을 비중 있게 온구하도록 지시한 바 심한 후유증으로부터 벗어났다는 후문도 들은 바가 있다.

특히 부인 산후병으로 인한 각종의 징후들은 이 팔완기통법의 온구 시구가 그 어느 처방보다도 건강회복의 효율적 방법이 아닌가 짚어본다

(5) 생식기병 치료과

신장병, 방광염, 낭습증, 양기 부족의 각 징후

우리 인간의 신장은 일신의 뿌리, 즉 인간 생명체의 구조상 몸뚱이의 뿌리라고 본다. 특히 필자의 처가 한때는 몸무게가 70kg정도가 된 적이 있었다. 하지만 지금은 거의 60kg 정도로 알고 있다. 그렇지만 필자의 처는 지난날의 그러한 실정을 거의 잊고 몸이 부어 있었던 일, 소변이 마려우면 조금도 참지 못하던 일, 손바닥과 손가락 사이가 주부습진으로 짓뭉개졌던 과거를 모두 잊어 버렸다.

그러나 어떤 영문에 의해서 위와 같은 현상들이 사라졌는

지를 알려고 하지 않는다. 끝내 모른 척하려고 애를 썼다가는 큰일이라고 본다. 이는 처의 신장을 보호하려는 필자의 노력이 숨어 있었다고 자신 있게 내세울 수 있는 공과를 경솔하게 여김이기 때문이라고 말하고 싶다.

필자의 생각으로는 낭습증, 양기 부족을 해결할 수 있는 방안 중 그 제일이 이 팔완기통법이라고 못 박아 말씀드리고 싶다. 필자는 평소에 피곤한 경우 자주 소변이 탁했던 적이 있었고 이 온구법으로 필자 스스로 온구 시구시에도 신장 경혈인 명문, 신수(좌우)를 비중 있게 온구 시구한 덕분에 지금은 어떤 경우에도 소변이 탁한 현상은 거의 없어졌다.

사실 이 팔완기통법 온구 시구 후 소변 색깔이 맑아졌다는 이야기는 거의 100%가 모두 이구동성으로 환호하는 이야기라 믿을 수 있다.

(6) 소아병 치료과

소아경풍 징후

필자의 아주 가까운 형제 중 그 자녀가 첫돌 직후, 심한 폐렴 증세 정도의 징후여서 병원 약물 치료와 병행해서 한두 번(짧은 시간 내로 어른의 절반 내지 삼분의 일 정도) 폐근 경혈을 온구 시구해본 경험이 있었고, 그 효과가 어느 정도 나타남을 감지할 수 있었다.

특히 필자의 작은 사내아이는 어릴 적(3~4세 이전)에는 경기를 여러 번 한 적이 있어 그 당시는 중완 경혈에 조금씩 온구를 하였고, 중학교 시절까지는 시간만 나면 자주 이 온구법 온구를 시구했었다.

그 당시까지만 해도 잠을 자다가 자주 다리 등에 쥐가 나서 갑자기 고함을 지르는 등 고통을 받던 중 그때마다 온구 후—그 당시 특히 잔중, 심궐, 중완 경혈을 중점적으로 온구 시구했다—지금은 잠을 자는 동안에도 그러한 고통을 호소하는 일이 거의 없었던 것으로 기억된다.

(7) 이비인후병 치료과

축농증, 편도선염의 징후

필자가 1983년 경 H등기소 근무 시절, 축농증과 비염증세가 악화되었던 관계로 온구기 보조기를 이용해서 콧구멍 속으로 온구기의 쑥열기를 불어넣어 보기도 해보면서 고생을한 적이 있었으나 어느 날 갑자기 그러한 증세(축농증, 비염)가 없어졌으나 그 시기가 언제인지는 도저히 알 길이 없다.

(8) 운동기병 치료과

① 관절염의 징후

관절염은 이 편작온구기를 최초 발명하신 고 한성규 한의학 박사께서도 그 치료 방법을 단전과 환부를 온구 시구 각 60회(1일 1회 60일 동안) 이상 온구로 치료가 가능하다고 하였다.

그처럼 필자가 생각하기에도 관절염은 우리 몸속의 단전 경혈에 힘을 주지 아니하고—속된 말로 아랫배에 힘을 주지 아니하고—평소의 습관대로 손이나 손가락 등에 무리한 힘을 가해서 일어난 현상으로 보기 때문에 이 온구법 온구로서 평소에 쉽게 단전 경혈에 힘이 주어지도록 노력함이 급선무라고 본다. 그러한 노력 뒤엔 반드시 기·혈 소통 강화의 현상은 곧바로 목격할 수 있었다.

필자는 오른손 약지(네 번째 손가락 첫 마디)에 간혹 관절의 징후가 왔었고, 두 번째 손가락 두 마디 부위에도 간혹 관절염의 징후가 나타났던 일이 있었으나 지금은 전혀 그 어떤 통증도 느끼지 못함을 알 수 있다.

② 수족냉증, 수전증의 각 징후

지금부터 십여 년 전(허준이라는 TV사극이 방영되고 있던 중이었음), 그 당시 대략 60대 초반으로 보이던, 아마 처족 일가였다고 생각된다. 기 소통 강화를 요구한 사람은 그 모친도 수전증 증세가 있고, 자기도 60여 년 동안 양손이 모두 떨고 있다며 이 온구법 온구 시구를 요청해 온 적이 있었다.

그리고 온구 시구 후 양손 중 조금 증세가 덜한 손의 떨림 현상이 없어지자 '와! 허준선생이 또 나타났다!' 고 야단법석을 떨었다. 그런데 그만 필자가 한눈파는 사이 담배에 불을 붙여 몇 모금 빨자 다시 그 손떨림 증세가 나타나자, 이번에는 '당신 장난치냐!' 라고 하면서 필자를 나무랐던 기억이 새롭다.

이처럼 거의 대다수의 흡연자는 이 온구법 시구 후 자기도 모르게 하나같이 습관적으로 담배를 피워 물었던 기억이 있으며, 그 효과가 즉각 반감되는 징후가 나타남을 거의 모두 인식할 수 있었다.

수족냉증의 사례는 아마 지금부터 3~4년 전의 일로 기억되는 일이다.

하루는 필자가 그때까지 거주하고 있던 아주 좁은 조그마한 아파트를 처분하기 위해 집을 내어 놓은 지가 며칠 지났으나 매매 기약이 하세월이어서 실망스럽게 하루하루를 지내던 중 어느 중년 부인과 연락이 되어 필자가 손해 보는 금액으로 겨우 매매계약을 체결하고 난 후 이야기 끝에 그녀가 고혈압의 징후가 있다기에 이 온구법 온구 시구를 해주었다.

필자가 보기에는 분명 혈압이 내려간 것 같았으나 좀처럼 혈압계 체크의 의도 등도 없는 것 같았다.

그 다음 날인지 아니면 며칠 뒤인지는 모르나 G읍에서 양품점을 운영한다는 그 또래의 중년부인이 그녀의 친구라면서 손발이 너무나 차가워 한의원 등에도 몇 군데를 갔으나 효과가 없다며 기 소통 강화를 요구해 왔다.

그녀를 2회 정도 이 온구법 온구 시구한 후, 필자의 물음에 현재는 자기의 손발이 따뜻한 느낌이 드는데 오늘밤 잠을 자고 나봐야 확실한 결과를 이야기할 수 있을 것 같다는 얘기였다. 약간은 수다를 떠는 그녀의 속마음을 필자는 '아마 지금쯤 변화가 왔을 것이다!'고 미루어 짐작할 수 있었다.

허나 필자의 생각은 그저 한두 번의 이 온구법 시구로 회복된 손발의 따스함은 또다시 차가워질 수도 있음은 나름대로 이유가 있을 수 있다고 생각된다.

실례로 우리 음식 중 감 종류(연시, 곶감, 단감 등)는 어느 전문가의 연구에 의하면, 인간의 '어떠한 증세를 심화시키는 작용'을 한다는 것이기 때문에 그 부인이 그러한 습성(감 종류 음식을 즐겨먹는 습관)이 전혀 없다고만 볼 수도 없고, 더 중요한 요인은 필자의 이 팔완기통법 온구 시구 결과 '척추뼈의 올바른 자리찾음'이 당분간 그 효과가 나타나기 위해서는 그 이후에 계속적으로 수정된 올바른 자세—필자는 지금까지 이 온구법 시구 후 기 소통 요구자에게 귀하는 이러한 자세 때문에 이러이러한 징후가 타나난 것 같다. 이 온구로서 옳은 척추 자세가 지금 이 시각에는 이루어졌지만 고쳐 준

자세대로 하루하루의 생활속에서 긴장을 풀지 않고 영위하지 아니하면 또 다시 그 병적 징후가 다분히 나타날 수 있다. 그러니 옳은 자세를 가짐에 최선을 다해야만 한다는 충고를 거의 빠짐없이 해주었다고 생각함—를 반드시 취해야만 가능함이 현실적이라고 강조한 사실이 있다.

하지만 차후의 확인 결과 필자의 우려는 십중팔구 현실로 나타났던 사실을 알 수 있었고, 그들은 그 이후 최악의 상황은 아니라도 그저 그렇게 지내면서 그 때부터는 필자의 이 팔완기통법의 효과를 그렇게 대단치 아니한 것으로 오도하는 측면이 있었다.

필자의 짧은 생각으로는 이러한 현상은 업(業)의 상속으로 넘길 수밖에 없다. 업의 상속은 곧바로 병역으로 나타날 수 있다고 보기 때문이다. 천신만고 끝에—대체로 기 소통 강화 요구자는 수없이 병원을 찾았든지, 약방 등을 이미 찾아본 후에 최후로 필자와의 대면이 이루어지는 수가 허다하다고 봄—그 업의 상속을 떨쳐버릴 좋은 기회가 왔었음에도 지은 업보가 너무 무거워 그만 업의 무게에 짓눌려 버리고 말았다고 보겠다.

전생의 업죄는 독맥의 필름에 담겨 있고 금생의 죄업은 임맥의 필름에 기록되지만, 그 열쇠를 찾는 독맥은 고황 2혈이요, 임맥쪽은 단전 1혈임을 이미 고인이 되신, 인산(仁山) 선생께서 그렇게 한없이 외쳐 보았지만 그와 인연이 별로 없는 중생은 그 반응조차 냉담하였다.

그 천금 같은 정보를 쉽게 얻을 기회가 많지 않았던 것도 서로의 인연이 많지 않았기 때문이 아닌가 생각된다. 특히 그 죄업이 깊어지기 전에 필자의 이 팔완기통법을 온구 시구하는, 즉 짙은 징후가 나타나기 전에 약한 기미를 빨리 알아차리는 선의 대가를 거두지 못함이었는지 책할 뿐이다. 조금은 쉬운 말로, 착하게 살지 못함을 스스로 자책해야 한다는 것이다.

　만약 이 온구법 시구 이후 척추뼈의 옳은 자리 찾음이나, 그 주위의 분육 등이 옳은 제자리에서 그 역할을 수행할 때 그에 따른 그 사람의 독맥 경혈들과 그 경락들이 옳은 제자리에 옳게 배열된다는 것이지만, 오랫동안 잘못된 습관에 의해 익숙해진 지금까지의 잘못된 자세를 마치 절대적으로 옳은 자세라고 착각하고서는 이처럼 애써 이 온구법 시구 후 진정으로 옳은 자리—경혈, 경락, 척추뼈, 주리, 분육 등등—를 찾아주었건만 어느 찰나—이 온구법 시구 후 얼마 동안 만에— 또 다시 지금까지의 잘못 사용해 온 나름대로의 자기 체형에 맞은 동작이라고 생각하고 또다시 그렇게 작동하니, 또 다시 틀린 자리(옳은 자리를 일탈해 버린)에 가서 자리잡게 된다.

　그 기본은 척추뼈이며 그에 따라 경혈, 경락의 자리가 뒤이어 정해진다고 봄이 주된 이론이다.

　그 뒤부터는 필자를 '거짓말쟁이' 내지는 '속임수' 라는 악담을 하고 다닌다는 것이다. 이와 같은 이유로 필자는 기·

혈 소통 강화 요구자는 반드시 그 온구 시구 보조자를 대동해서 필자의 '팔완기통연구소'를 왕림하지 아니하면 그 온구 시구를 강습시켜 주지 않는다는 연구소 준칙을 세웠다. 같은 일행인 한 사람이 그 증인으로서 기 소통이 강화되기 전의 요구자의 모습과 기·혈 소통 강화가 이루어지고 난 후의 그의 모습이 어떻게 달랐는지를 생생하게 목격해 보라고 권장했다.

이처럼 한 순간에 신기루처럼 나타났던 경혈, 경락, 척추뼈, 주리, 분육 등이 진정 옳은 자리를 다시 찾을 수 있음은 그 사람의 지은 업보의 소멸이라는 대전제가 토대되어 있어야 옳은 형상이 그야말로 옳게 보이는 것이지만, 다들 좀처럼 알 듯 말 듯한 이론이라고 말하고 있는 것이 요즘의 현실이다.

(9) 신경계병 치료과

① 신경통, 근육통의 각 징후

2000년 11월경의 일로 기억된다. 그에 앞서 필자의 법무사 사무소에 와서 등기 업무처리를 몇 번 맡겼던 필자의 매형 친구분 부인께서 20~25년 전 둘째아들을 낳고 얼마 되지 않아서 물그릇 등 아주 작은 물체도 두 손으로 잡으면 손목,

팔, 어깨 등에 힘이 없어 금방 땅에 떨어뜨리는 정도로 증세가 심하여 한약을 지어먹고 나은 사실이 있었다.

그런데 얼마 후 남편이 경영하던 블록공장의 힘든 일을 돕다가 다시 그러한 증세가 왔었고, 가까운 2년여 전부터는 다시 손, 팔, 어깨 부분이 아리고 아파 잠을 제대로 잘 수 없는 징후가 있던 차에 1~2회 필자의 이 온구법 시구 후 손, 팔의 저림을 느끼는 정도임을 호소한 사실이 있었다.

② 좌골 신경통, 견비통의 각 징후

아마 2000년 봄쯤의 일로 기억된다. 앞서 밝힌 고혈압 징후의 경우에 필자를 찾았던 어느 통닭집 여주인과 친구라면서 함께 필자의 법무사 사무소를 찾았던 어느 고교 교사의 부인으로 알고 있던 그 분을 이 온구법으로 온구 시구 도중, 그 분이 지적한 심한 통증처로 보이던 자리가 아마도 장강 부근으로 짐작되었고, 이 온구 시구를 3~4회 실시한 후 거의 통증 징후가 사라졌음을 밝혀 왔다.

③ 구안와사의 징후

앞서 밝힌 바와 같이 어느 식당 여주인의 경우처럼 이 온구법 시구시 필자의 지시대로 정확한 결가부좌나 반가부좌의 자세를 취하는 등 독맥, 임맥의 앞의 지정 경혈을 충분할 정

도로 1~2회 온구 시구 후 상당한 기혈 소통 강화가 이루진 사례가 있다

④ 신경쇠약 징후

필자의 이 온구법 시구 후 최종적으로는 기 소통 강화 요구자의 대추 경혈이 뚜렷하게 옳은 제자리를 잡을 수 있다는 이론이며 이는, 곧 신경의 올바른 분기—대추 경혈은 신경이 우리 몸으로 분파되는 신경 분기처이기 때문—를 이루어낼 수 있다고 보기 때문에 기·혈 소통 강화가 이루어질 것으로 본다.

⑤ 현기증, 빈혈증 징후

적어도 1~3회 정도의 이 온구법 시구로 약한 증상의 빈혈증 징후는 기·혈 소통 강화의 현상을 기대할 수 있을 것 같다.

(10) 기타 제병 치료과

① 학질, 열병의 징후

지금부터 7~8년 전의 일이었다고 기억된다. 그 해 늦가을

인지 잘 모르겠으나 필자의 선친께서 S병원에 입원하였다기에 급히 찾아뵙고 보니, 들쥐의 배설물로 인한 위험한 병이라고 해서 시간을 기다렸다가 한편으로는 위법인 줄 알면서 병실 담당 간호사들의 출입이 뜸한 시간을 이용해 이 팔완기통법 온구를 1회 반 정도 시구하면서 다른 나머지 한 사람의 입원자로부디 양해를 구했고, 그도 쾌히 승낙했던 관계로 무난히 지낼 수 있었다고 본다.

그 당시 선친께서 입고 계시던 환자복이 물에 젖은 듯 흥건한 것을 2번씩이나 갈아입혀 드리고 필자가 줄곧 선친 옆에서 지켜보며 밤을 새우고 나니 선친께서 고집을 부리시며 퇴원을 요청했으나 담당의사는 상식 이하의 행동으로 치부하며 퇴원을 시켜주지 않자 선친께서 막무가내로 우겨 퇴원하셨지만 그 후 2~3년 동안 아무런 탈이 없었던 사례가 있다.

② 당뇨병의 징후

필자의 법무사 생활 중의 일이었다. 그 당시 대전~통영간 고속도로 공사현장 직원으로 일한다던 30대 후반 정도로 보이는 부부가 함께 필자의 사무실을 찾아왔다.

그 남편의 이 온구법 시구에 그 부인이 직접 온구 보조자로 온구 시구함을 전제로 필자가 옆에서 온구 시구의 옳은 방법을 가르쳐 주면서 대략 1주일 정도 (하루에 단 1회만 온구 시구하였음) 온구 시구를 한 적이 있었다.

온구 시구 후 상당히 좋은 상태를 감지할 수 있다고 하였다.

그 이후 도로 공사가 끝나고 철수하는 바람에 더 이상의 온구 시구는 하지 못한 실정이었다.

하지만 필자의 친매형께서 같은 당뇨 징후가 있어 기회가 있을 때마다 나름대로 손수 당뇨 상황을 검사 체크 끝에 아주 좋은 반응이 나타난다고 한 일이 생각난다.

필자의 생각으로는 당뇨는 인슐린 분비를 조절하는 인간의 좌비증―왼쪽 젖꼭지에서 곧바로 아래로 3촌 정도 내려간 곳에서 외측, 즉 바깥으로 2촌 되는 지점으로 보며, 이곳 경혈은 우리 인간의 내부기관인 위·소장·대장 등의 교통정리를 하는 곳이라고 알고 있음―에 중점을 두고 이 팔완기통법 온구를 시구하면 확실한 기·혈 소통강화가 이루어지리라 굳게 믿는 바다.

③ 협통, 부종의 징후

필자의 처가 몸집이 비대해 있었던 적이 있었으나 별다른 치료 없이 이 온구법 온구 시구의 영향으로 지금은 10여kg 정도 살이 빠진 상태이고, 그 당시 상당히 심하던 부종(부기) 현상도 전혀 없음이 확인되고 있다.

④ 피부병의 징후

고 한성규 한의학 박사(이 편작온구기 발명자)께서도 피부병의 치료로 고황 2혈과 단전을 온구 지시하였고 대체적으로 장시간인 20회~90회의 온구 시구를 말하였다고 본다. 하지만 필자의 이 온구법으로는 최단시간(적어도 1~3회) 내에 기·혈 소통 강화가 이루어진다고 본다.

필자 본인 역시 원래 알레르기 체질이었기 때문에 농장 제초작업 등에 애로사항이 많았으나 어느 사이에 그 현상이 없어졌고, 앞서 밝힌 몇 년 전까지만 해도 자주 일어났던 염색 후 옻오름의 현상도 필자의 친구 요구에 의한 이 온구법 시구 1~2회에 거의 기·혈 소통 강화의 효력을 본 사실이 있다고 보겠다.

현재 장안의 화제 거리인 아토피 피부염의 경우도 이 온구법 시구시 고황 2혈을 비중 있게 시구할 경우 기·혈 소통 강화의 효과가 톡톡히 나타나지 않나 싶다.

백번 이론을 알아도 한 번 행함보다도 못함이 발전의 계기가 아닌지 생각해본다.

⑤ 습진, 무좀의 징후

필자와 처와의 만남은 전형적인 운명적 만남이라고나 할까? 그녀는 '상처투성이의 환자'의 지위가 자기 탓이란 당연한 진리를 깨우쳐 알고 싶지 않으려는 인상을 주는 듯하다.

주부 습진이 아주 심하여 평소 필자의 큰 처남댁의 바람―다른 사람의 병보다 자신의 가족 병부터 먼저 고치라고 항상 요구했던 일이 있었다고 본다―이 극에 달했다. 그러나 그때마다 필자는 그 사람의 죄업이 소진되는 일만 남았으니 지켜봐달라는 말만 했다. 그러나 그 업보 소멸의 때가 언제 지나갔는지 모르게 지금은 그런대로 기·혈 소통 강화가 이루어진 셈(?)이라고 보고 싶다.

⑥ 두통의 징후

필자를 오랫동안 괴롭혔던―중학교 시절 빙초산류의 폐해, 고교시절 전신 구타를 당한 뒤의 후유증, 육군시절 휴가 때 주먹돌로 두상을 강타당했던 일―악마의 저주와 같은 두통도 거뜬히 걷어낸 것은 이 온구법 시구로 기·혈 소통 강화가 이루어진 셈(?)이라고 할 수 있겠다.

⑦ 안질의 징후

분명한 것은 이 팔완기통법 온구 시구 후 모든 이(거의 99%)가 이구동성으로 눈이 부드러워졌고 예전보다 더 잘 보이는 것 같다는 이야기였다.

⑧ 허리디스크의 징후

필자의 선친께서 소싯적에 초가지붕에서 땅바닥으로 떨어지셔서 얻은 허리병은 그대로 필자에게 업으로 상속됨은, 많은 세월 동안 고생한 사실만으로 입증되었다고 여긴다. 그리고 또 고교시절 동급생으로부터 전신을 구타당하면서 그 허리병이 심해졌으나 끈질긴 집념과 이 온구법 시구로 그 장애를 헤쳐왔던 사실은 이미 밝힌 바와 같다.

또한 필자의 고향 후배의 처가 이 온구법 시구 30분 만에, 그것도 2~3년 된 허리디스크가 거의 완치의 상태가 되었던 일, 필자의 오촌 조카의 허리디스크(휠체어를 타고 학교에 다닐 정도였음)를 하룻밤 사이에 2회 연속, 이 온구 시구법 시구 후 그 다음 날은 목발조차도 짚지 않고 그 당시 다니던 학교에 등교시킨 일이 있었고, 밤 줍다 다친 어느 중년의 여인을 단 1회의 온구 시구로 그 허리통증 징후를 거의 해소시켜 준 일 등등 수없는 온구 시구 체험이 있었을 적마다 그 효과는 상당하였다.

특히 80노모(골다공증으로 알고 있음)가 1~2회 이 온구법 시구 후 짚고 다니던 지팡이를 버리고 들일까지 하고 있다는 놀라운 소식도 함께 듣고 있는 것이 사실이다.

필자의 큰처남이 몇 년 전에 교통사고를 당하면서 그 당시 목뼈에 충격을 받았다고 했었고, 그 뒤부터 운전시에는 종종 현기증 증상의 고통을 자주 받았다는 이야기를 듣고, 1회 온구 후 그 증상이 많이 해소되었다. 그 뒤 1~2회 더 온구 시구를 해준 기억이 있으며 근래에는 앞서 호소하던 증상이 거의 나타나지 않는 것으로 알고 있다.

⑨ 치매의 징후

앞서 언급한 대로 필자의 선친께서 폐렴증세 중에 갑자기 온 치매증상이 대략 한 달 반가량 지속될 때 하루 1~2회씩 거의 하루도 빠지지 아니하고 이 온구법 온구 시구 후 돌아가시기 전까지 대략 4~5년 동안 단 한 번도 그러한 증상을 나타내신 일이 없음은 명백한 사실이라고 자신있게 말하고 싶다.

그뿐만 아니라 아주 심한 치매 증상이 아니었던 필자의 숙모님께서 B시에 계실 때 간혹 방문해서 이 온구법 시구 후, 나타나던 숙모님의 호전 반응을 그때마다 감지할 수 있었던 적이 있었다.

특히 전형적인 중증의 치매 증상으로 유명병원의 진료카드에 기재된 사항을, 이건 특허 소송 당시 필자가 직접 발급받아 확인한 결과 그 심증을 굳힐 수 있었던 것이 사실이라고 본다. 필자의 장모님의 경우에는 살아 있는 증명이 되는 셈임을 특히 강조하는 바이다.

하지만 2개월여 동안 필자와 필자의 처(약 한 달 정도는 필자와 함께 갔다)의 헌신적인 노력이 더하여 좋은 결과를 얻을 수 있었지 않았나 자부하고 싶다. 그야말로 기(氣)란 마음 에너지라는 그 명제에서 보듯 완쾌를 빌며 정성을 다한 결과 그 기적이 일어난 경우라고 믿어마지 않는다.

하지만 그 당시 필자의 생각으로는 사람은 어느 누구라도 전생의 사연들을 잠재적으로 간직하면서 이승을 살아가야만 하는 것이 숙명이기에 그 창문격인(仁山 선생이 지적함) 고황 2혈을 통해 그 막힘(치매는 과거의 기억 단절로 봄)을 열어 보려는 생각에 너무 심하게(지금도 필자의 장모님 고황 경혈에는 그 상흔이 있다.) 온구한 점이 거의 100% 완쾌의 묘수가 아닌지 싶다.

필자의 선친, 또한 숙모님의 경우도 같은 방법을 사용했다.

(11) 양·한방으로도 진단되지 않는 징후들의 경우

책머리 부분에서 필자가 언급한 포천중문의대 대체의학원 원장(그 당시 한국 정신과학학회 회장)이신 전세일 교수(서울소재 차병원 원장님)께서는 2003.10.28자 동아일보 〈건강에세이〉 칼럼에서 '자연 치유력이 예민하게 반응하는 반응점이 경혈'이라는 주장을 한 사실이 있다.

또, 필자는 2001.2.12자 대한민국 특허청에 필자 명의로 제

출한 특허출원서상(이 팔완기통법)의 '발명의 효과'(위 제14정 ~17정까지)항에서,

'이상에서 상술한 바와 같이 본 발명은 현재 우리나라의 의료보험 제도상으로 야기되는 모든 문제 중 가장 중요한 현안으로 여겨진다고 보는 의료비 지급의 문제를 쉽게 해결할 실마리를 제공할 수 있다고 자부한다.

이른바 고질이라고 누구나 잘 알고 있는 고혈압, 디스크(허리, 목) 등은 개인적으로 보면 거의 일평생이라고 해도 과언이 아닐 정도로 장기간 병마속에서 시달리며 금전적, 정신적으로 엄청난 부담이 되는 것으로 알고 있다. 더구나 지방자치단체가 대신 의료비를 지급하는 의료보호대상자일 경우 지방자치단체의 부담이란 곧 국가의 부담이며 국민의 혈세로 이어진다고 본다.

우리는 보편적인 상식으로서 의료보호 대상자, 즉 가난한 사람일수록 몸이 더 불편한 것이 사실일진대 그들은 자주 의료기관을 찾아야 될 것이다. 그로 인해 마음까지 국가나 지방자치단체에게 의지하지 않는다고 누가 장담할 수 있을는지 모를 일이며, 그렇다면 이는 그들에게 약간의 금전적 혜택을 주면서 마음까지 빚을 지도록 하는 결과를 초래하는 것이 아닐까 생각해 본다.

이제 우리 국가나 지방자치단체는 그 보호를 받아야 할 약한 자들에게 마음까지 약하게 하지 말고, 그들 자신이 스스로 본인의 질병을 고쳐나가도록 배려를 아끼지 말아야 할 것

이다. 그 길이 진정으로 국가나 지방자치단체가 그들을 조력하는 것이고 더 이상 그들이 인생의 빛을 지지 않게 만드는 길이며, 대 우주적 상생의 길이라고 본다.

자기 스스로 자기의 질병을 고쳐나간다 — 이러한 명제는 어쩌면 황당무계한 생각으로 몰아붙일 수도 있다. 그러나 자세히 관찰해 보면 고도의 자기 성찰이야말로 고도의 자기사랑이라고 말할 수 있지 않을까 생각해 본다.

'자기자신을 세심하게 관찰하여야 자기의 몸에 무슨 질병이 있는 것을 알 수 있고 그래야만 어떤 질병을 어떻게 고칠 수 있을 것인가를 생각해 볼 수 있고, 자기 몸에 붙어 있는 질병을 퇴치하기 위한 피나는 노력을 기울여 비로소 그 질병을 제압한다면, 이는 자기 성찰의 극치요, 자기 성취의 극치이니, 나아가 남을 돕는 홍익인간(弘益人間, 우리 배달민족 고유사상)의 세상을 이룰 수 있게 된다' 라고 하였다.

필자는 또 '이처럼 본 발명인 환부경혈 치료 전 기(氣) 소통 치료 방법은 모든 질병의 치료 출발점이며, 아직 스스로 질병의 단계가 아니라고 믿고 있으면서도 자신의 몸 상태가 항상 좋지 않다고 생각하시는 부류의 사람들(본 발명자는 기 소통 부자유자라고 분류함)에게는 소위 기 소통 치료법인 본 발명법을 권장하고 싶다.

이를테면 본인 스스로는 몸의 불편을 호소하며 병원을 찾았으나, 병원 당국으로부터 아무런 질병 발견 소견이 없음을 통보받았을 때, 그들 자신은 어디에 가서도 하소연할 길 없는 막다른 한계의 지경에서 그들을 모두 구제할 수 있는 최상의 구원 방법이다'라고 한 사실이 있다.

이와 같이 앞서 전세일 교수는 우리 인간의 경혈은 '자연 치유력이 예민하게 반응하는 반응점'을 말한다고 했던 점이나, 필자가 이 팔완기통법 특허신청 출원서 상에서 지적한 바와 같이 현재의 양·한방 중 어느 의료기관을 찾아가서 자기 자신의 몸을 진단한 결과, 그 어느 곳에서도 그 어떤 질병의 발견소견도 나타나지 않았지만 본인 스스로는 몸의 균형이 깨어진 것 같고, 어딘가 불편한 것으로 느껴짐을 인식할 수 있을 때, 필자의 주장은 그때는 기필코 그 사람의 기(氣), 혈(血)의 체계상의 이상이라고 볼 수 있다는 것이다.

MRI 등 최첨단 의료기기에 나타나지 않는 징후는 그야말로 '기(氣) 체계의 흐름 등의 현상'이라고 보고 싶다.

아직까지 기(氣) 체계의 흐름을 정확히 판독할 수 있는 첨단기기 등이 발명되었다는 얘기는 듣지 못한 것 같다. 필자는 앞서 밝힌 여러 가지 이 온구법 시구 체험 중 어떤 질병이 있다는 것은 아니지만 한 번쯤 온구 시구해 보자던(필자의 생각으로는 어느 군청 근무 공무원이었다고 생각됨) 그가 이 온구법 시구 후 곧바로 얼굴색 전체(이루 말할 수 없이 혈기가 충만해 보이면서 얼굴색이 훤해졌던 상태)가 확연히 변했던 적이 있었고, 어떤 이는 손발이 까칠까칠한 정도이던 것이 온구 시구 후 곧바로 두 손바닥, 발바닥이 거짓말같이 습기가 촉촉이 스며들었고 색깔도 약간 붉게 된 일이 있었다.

어떤 이는 특별한 다른 증상은 없었으나 항시 입안이 마르고 침이 부족한 상태이던 그 사람이 이 온구법 온구 시구 후, 입 속에 너무나 많은 침이 생겨서 그 침을 삼키기가 바쁘다고 비명을 질렀던 일도 있었다고 기억된다.

이처럼 필자의 생각으로는 이 온구법, 기 소통 강화법은 그 요구자가 어떤 특정한 경우인 심한 고열의 상태(몹시 열이 높은 상태)나 암 종류의 질병 등을 앓고 있어 자기 스스로 몸의 유지가 어려운 상태이거나 임산부, 음주 후 등의 몇 가지 경우 외에는 이 온구법 시구를 제일 먼저 권하고 싶은 심정이다.

다시 말해서 어떤 질병의 소견은 받지 못한 상태이나 몸의 컨디션이 좋지 않은 사람이나, 어떤 질병의 징후든 질병소견을 받은 경우라도 위에서 제시한 경우가 아니라면 먼저 이 온구법 온구 시구를 권하고 싶다.

질병은 기(氣)의 흐름이 원활치 못하거나, 정체됐기 때문이라던 김영은 변호사의 말씀이나, 인체의 모든 기능의 마비는 뇌, 척수, 말초신경 어느 곳에서도 일어날 수 있다는 이강일 한의학 박사의 이론이나, 척추에 기압을 넣고 가슴과 어깨에 힘을 주어 자세를 반듯이 하고 있으면 자연히 갈비뼈가 척추에 붙은 자리가 틀림없이 어머니 뱃속에서 생기던 그대로 제자리에 가서 자리잡게 되어 있고, 그런 기압을 매일 1초도 게으르지 않고 평생을 기압을 주고 있으면 중풍에 걸리거나 위장병, 폐병 등은 걸리지 않게 된다.

우리 몸에 사리(舍利)가 생긴다는 인산(仁山) 김일훈 선생의 이론에 입각해서 앞서 밝힌 전세일 교수가 지적한 '자연 치유력이 예민하게 반응하는 반응점이 경혈'이라는 이론에 힘입어 필자가 제시하는 소정의 위각경혈, 경락 등을 국내산 약쑥 연기를 통과시키는 소위 온열기인 '쑥뜸기 편작온구기'를 이용한 기·혈 소통 강화법인 이 '팔완기통법'은 지금 현재, 설사 온열기, 마사지 기계가 의료기기라는 법조문 상의 문제가 있다고 하더라도 앞으로 세계적인 추세로 이는 곧 해결의 실마리가 보일 가능성이 있다고 보기에 어느 면으로 보나 안전한 기·혈 소통 강화법임을 자부한다.

이미 오래전부터 미국에서는 의사가 아니라도 얼마든지 가능한 기 치료 행위가 이루어지고 있는 것으로 알고 있다.

결국 필자의 생각으로는 자동차 동력의 주원천인 엔진을 보링하듯이 독맥, 임맥은 우리 인간의 주요 경혈의 흐름 체계이기 때문에 우리 인간의 모든 경혈 체계(적어도 7~8개 정도를 모두 약쑥 연기로 온열시켜야 하는 작업이 없어도 최단시간, 1~3회 정도의 온구법 시구) 내에 질병의 유무를 떠나 우리 인간의 기·혈 소통 강화법의 한 가지로 안성맞춤이 이 팔완기통법이라 강조하고 싶다.

한마디 더 덧붙이고 싶은 얘기는 앞서 중언부언 밝힌 바 있는 필자의 인생행로는 이 팔완기통법을 완성하기에 절실히 필요했던 시행착오의 길이었기에 듣기 거북스러울 정도의 얘기를 했던 것이다.

필자는 온갖 수단방법을 가리지 않고 잘못되어도 한참 잘못된 만신창이의 필자의 몸뚱이 하나를 '최상의 옳은 몸 상태' 만들기로 집요하게 추구하다보니 그 과정에서 인연법에 의해 만났던 그들 중 어떤 이는 "저자가 왜 저러나! 혹시 몽땅팔이 아니냐?" 아니면, "참 이상한 사내다." 또는 "정형! 혹시 천주교 신자 아니시오!"(몸을 질 가누지 못해 이상야릇한 몸짓을 하다보니 그들의 눈에는 천주교 신자의 성호나 긋는 정도로 보였던 것이 아니었나 싶음) 등등 그 사연을 필설로 다하기란 너무나 처참할 지경이어서, 그냥 입에 담기 어려운 조롱 섞인 야유였다 정도로 해두고 싶은 심정이다.

그럴 땐 필자는 집에 돌아와서 집에 있던 큰 거울 앞에 서서 내 자신의 처량한 몸뚱이를 한도 끝도 없이 들여다보면서, 그 자리에서도 어떤 자세가 정녕코 옳은 자세일는지 싶은 마음에 이 자세 저 자세를 수없이 반복해서 취해보곤 한다.

결론적으로 1981년경 초부터 이 '쑥뜸기 편작온구기' 하나에만 목을 매달게 되었다. 하지만 1982년 초 봄 처와 결혼 한 후, 처의 도움으로 간혹 대추, 신주, 양폐수 경혈들을 그런대로 온구 시구해 본 정도였었고, 정작 고황 2혈의 중요함은 그로부터 몇 년이 더 흐르고 나서야 겨우 깨우치게 된 셈이다.

이처럼 필자의 대추 경혈이 제대로 돌출되고, 목 밑 천돌 경혈이 겨우 그런대로 제 구실을 할 정도가 되면서부터 필자는 우리 인간 '목'의 자세, 즉 목을 어느 위치로 존치시킬 것인가는 그 사람의 일생의 건강생활에서 대단히 중요한 부분을 차지한다는 점을 비로소 깨닫게 되었다.

지금 필자의 생각은 한술 더 떠서 양귀 위쪽의 '본신 경혈(귀 위 직상 1.5촌 부위, 귀에서 똑바로 위로 1.5촌 부위)'의 옳은 경혈자리의 자리매김이 그 어느 것보다도 중요하기 때문에 그 당시의 그러한 생각이 옳았다는 것을 더 깊이 새기게 되는 셈이라고 본다.

필자는 앞서 몇 번 밝힌 필자의 신체 부위의 폐해 중, 아주 가까운 친척이 필자의 목덜미에 부었던 도장버짐약인 소상수—그 당시의 약명으로 알고 있으나 지금의 빙초산의 일종이 아닌지 하고 추측함—의 탓인지, 아니면 고교시절 전신을 구타당하면서 얻어맞은 후유증인지, 그것도 아니면 군 입대 시절 휴가차 귀가했다가 초등학교 교우로부터 왼쪽 두상 부분을 주먹돌로 2번씩이나 찍혔던 탓인지는 도무지 알 수 없었다.

그러나 필자의 목의 옳은 자세의 모양새를 잃고 비정상적인 상태—표현이 상당히 어렵지만 약간 목이 삐뚤어져 있었다고 하는 표현이 맞을 것 같음—가 오랫동안 계속되면서 조금 심한 어떤 충격을 필자가 받는 날이면 왼쪽 뒷골(명신 경혈부위)이 당기는 현상이 자주 일어나곤 하면서 그때부터는 온몸의 맥이 풀리는 것 같은, 혹은 몸의 긴장이 삽시간에 풀리는 듯하면서 뒤이어 몸 전체의 상태가 어긋나는 듯한—한쪽 어깨가 갑자기 결리고 뒤이어 눈의 초점이 약간 흐려지는 듯한 느낌 등등—상태가 지속되던 상황이, 필자의 고황 2혈과 신주혈, 폐수 2혈, 명신 2혈을 처의 도움을 얻어 중점적으로 온구 시구하기 시작하면서부터 위와 같이 어긋난 듯한 몸자세(어깨결림, 뒷골당김 등등)가 한결 나아지다가 계속 세월이 흘러가는 동안 어느 순간 몸이 그야말로 정돈된(?) 상태가 된 느낌이 들었다.

그 뒤를 이어 필자 스스로 필자의 임맥 부분 중 양폐근, 양비중, 잔중, 중완, 양기문, 제중, 단전의 각 경혈을 빠지지 않고 온구하면서, 특히 양비중, 그 중에서도 좌비중—이 경혈은 사람의 신체 내부기관의 교통정리를 담당하는 곳이며, 인체의 인슐린 분비를 잘 조절하는 경혈이라고 알고 있음—을 중점적으로 온구하고 나면 간밤에 혹시나 나 자신도 모르게 옆으로(모로) 누워 자다가보면, 갈비뼈 어느 부분 쪽이 무슨 충격을 받은 양 둔한 느낌이 지속되던 중에 곧바로 그 증상이 없어지면서 제대로 몸이 풀려간다는 느낌을 자주 느꼈다.

근래에는 이 팔완기통법 특허 소송 중 지득한 『동의보감』 원본 해설서 상의 입문(入門, 1624년에 이천이 쓴 책인데 8권으로 된 의학입문)의 '사람의 몸의 기는 돌아가는데 매일 23~시에 왼쪽 발바닥 한 가운데 있는 용천혈에서 양기가 일어나 왼쪽 다리와 배, 옆구리와 팔을 돌아 위로 정수리의 숫구멍까지 올라가 오(午, 몸을 4방위로 귀속시킬 때 머리는 남방오의 방위에 해당시킨데 근거하여 숫구멍을 오라고 함)의 위치에서 멎었다가 11~13시에는 숫구멍에서 떠나 오른쪽 발바닥 한 가운데 와서 멎는다.

이것을 감리(次, 북방수, 물을 말하는데 발을 말함)가 음양과의 관계를 말하는 것이다' 라는 글귀에서 보듯, 우리 인간의 옆구리는 기가 왕래하는 통로의 한 부분으로 볼 수 있기에 사람이 잠을 잘 때 옆(모)으로 누워서 자다보면 어느 순간에 흐르는 기의 통로를 막아버리는 결과를 초래하여 그 기의 흐름을 방해한다고 본다. 필자는 그 이후 잠자기 전에는 항상 '무슨 일이 있어도 왼쪽이든, 오른쪽으로 몸을 돌려 눕는 일은 없어야 하겠다' 는 혼자만의 법칙을 마음속으로 혼자 되뇌는 습관을 길렀다.

하지만, 누워 자다보면 여러 가지 많은 변수(꿈을 꾼다든지, 호흡의 한순간의 장애 등등)에 의해 자주 그 되뇜이 어긋났던 적이 제법 있었으나 지금껏 그 습관을 지키려고 노력하고 있다. 이는 필자의 고황 2혈 등의 온구 시구와 함께 필자의 몸을 지금처럼 그런대로 제대로 가눌 수 있고, 목의 자세를 바로잡는데 일조한 일등공신의 공로를 자신으로부터 높이 평가받고 있다고 자부한다.

한동안 필자의 왼쪽 가르마 주위를 중심으로 어느 정도의 탈모 증상이 있었다.

하지만 지금은 그 증상이 매우 호전된 것이 아닌지 생각해보며, 목의 자세 수정의 덕분이라고도 생각하면서도 가을국화―노란 황국화가 아닌 순수 들국화라고 말하는 일명 쑥부쟁이로 초봄에는 뜯어다가 나물로 해 먹을 수 있는 약한 코

발트색에 흰색이 가미된 국화—를 10월~11월 사이에 꽃채로 채취해 놓았다가 마른 연후에 한 움큼씩 솥에 넣어 삶은 물에 보통 2~3번 걸러 한 번씩 머리를 감았던 덕인지 궁금해 하는 터이다.

국화 삶은 물에 머리를 감고나면 좀처럼 머리털이 잘 빠지지 않고 힘이 살아 있는 머리털처럼, 간혹 새치(흰머리 털)를 몇 개씩 뽑아보면 샴푸 등으로 머리감는 상황과 판이하게 다름을 알 수 있다.

이처럼 이 팔완기통법을 익혀 손수 기 소통 강화를 시도해 볼 양이면 먼저 우리 인간은 단 몇 초도 어김없이 공기(空氣)를 마시고, 항상 자기의 기분(氣分)이 어떠한지의 분위기를 느끼며, 기가 막히는 통분의 순간을 적어도 몇 번쯤은 겪어 본 일과, 어느 날 그야말로 티 없이 맑은 냇가의 맑음 속에서 좋았던 기분을 상상해 볼 여력이 있다.

우리가 어릴 적에 배가 아프다면 금세 어머니나 할머니께서 손수 배를 문질러주시던 그 일들과, 늦가을 배추·무밭의 잘 자란 무 하나 채칼에 썰어 양념 약간 넣고 맨손으로 주물러 우리 밥상에 올려, 풍성한 가을맛을 전하시던 그 손맛을 생각하면서, 적어도 우리 몸속에는 모르긴 해도 기(氣)라는 것이 존재할 수도 있지 않겠느냐는 생각을 하면서, 기의 존재를 부정하지 않는 자세로 임하는 자만이 이 팔완기통법의 기 소통 강화의 효과를 누릴 수 있다고 본다.

삼척동자도 기(氣)가 무엇이라고 대꾸할 판국에 법조문 몇 구절에 얽매여 이것인지, 저것인지 갈팡질팡 서성이는 위인은 아예 그 자격을 상실했다고 보고 싶다.

우선 쉽게 내 자신의 하루, 아니 단 몇 초도 마시지 않으면 생사에 지장이 있는 공기의 실체를 인정하지 않는 자는 분명한 결격자임을 밝힌다.

분명 『동의보감』 등을 주된 의서로 사용해야만 했던 그 옛 시절, 사람의 질병 진단은 진맥, 신체의 상(관상 등)을 관찰해서 이루어졌다고 본다. 거기에 문진(환자에게 물어서 진단)도 첨가된, 기맥과 혈맥의 진단이 주였을 것인 바 인간의 기 자체의 존재 부정은 오로지 자기 자신의 존재를 부정함이 아닐는지 묻고 싶다.

6. 팔완기통법(八玩氣通法) 체험사례

체험사례 1
요추탈골 좌골신경통 완쾌

본인은 35세 되는 가정주부로서 아이 셋을 키우고 있습니다.

1997년 여름경부터 척추 중 2번 요추 탈골 및 좌골신경통이 발생되어 약 3년 동안 거창소재 중앙한의원, 우리들의원, 운동클리닉, 경남 함안읍 소재 한의원 등에서 침술치료 및 한약재로 치료 등을 받아오던 중, 고향 선배이신 정정길 선배의 소개로 거창읍 소재 동양의료기기기상사에서 편작온구기를 구입하여 위 선배가 정제한 강화도 약쑥뜸을 딱 한 번(약30분 소요) 시구 도움을 받아 거의 100%로 완쾌된 사실이 있음을 진술 확인합니다.

그 당시 시구는 본인의 척추 위에서 아래 끝과 앞쪽 정중선을 연이어 온구기를 시구한 것으로 알고 있음.

2001년 1월 30일

이송남, 경남 거창군 위천면. 입회자 : 박용규

체험사례 2
양다리 신경 눌림 치유

본인은 64세 되는 가정주부로서 대체로 농사일을 하고 있습니다.

1998년 5월 23일경 본인이 경작하고 있는 안의면 신안리 소재 속칭 마름골 양파밭에 채 못 미치는 곳의 경사진 오르막을 걸어가던 중 양다리가 저려오며 힘이 빠지는 느낌이 들었습니다.

그 길로 집에 돌아와서 진주시 칠암동 소재 강남병원 정형외과에 들렀다가, 다시 집에 돌아온 후 1998년 5월 27일경 위 병원을 다시 찾아 하룻밤을 병원에서 지낸 후 담당 의사들이 신경이 눌렸다며, 수술을 해야 된다고 강권하는 것을 뿌리치고 그 길로 다시 집에 와 있던 중, 본인의 사위인 법무사 정정길의 도움을 받아 편작온구기를 사용하였습니다.

척추 맨 위쪽부터 꼬리뼈까지와 몸 앞쪽부분 정중앙선을 위에서 아래로, 배꼽 아래까지 강화도 약쑥을 사용하여 위 온구기로 시구하자, 약 3일째되는 날은 척추가 훨씬 부드럽기는 해도 척추 아픈 부위(4~5번)쯤이 뜨겁다는 느낌은 전혀 없다가 약 14일째되는 날부터는 뜨겁다는 느낌이 약간씩 들었다.

약 한 달 반 정도 걸려서는 거의 불편 없이 나은 사실이 있음을 확인했다.

2001년 2월 1일
이정순, 경남 함양군 안의면 신안리 917

체험사례 3
척추 힘없고 어깨탈구 치유

본인은 48세 되는 가정주부로서 농사일에만 전념해 온 바 약 24년여 전부터 현재까지 농사를 짓고 있습니다.

약 5년여 전 남편(이광석) 수박농사를 도우면서 장시간 엎드려 일했던 연유에서인지는 몰라도 대체로 척추와 손발에 힘이 주어지지 않고 해서 1996년 가을걷이를 마치고 거창읍 소재 서경병원을 찾았더니, 척추가 굽어서 어떻게 치료도 할 수 없다고 하여 그 길로 집으로 돌아와 함양군 안의면 소재 안의한의원을 찾아 침도 몇 번 맞아 보았으나, 도무지 차도가 없었습니다.

그러던 어느 날 갑자기 왼쪽어깨가 심하게 탈구되어, 어깨가 처지고, 목이 돌아가서 걱정을 하며, 위 한의원에 가서 침을 맞다가, 위 한의원 근처에 소재한 본인의 남편 친구분인 법무사 정정길 소장님의 소개로 편작온구기를 구입하여, 강화도 약쑥을 사용한 온구기 시구를 도움받아 척추 맨 위쪽에서부터 맨 아래쪽 꼬리뼈까지, 그리고 앞쪽, 양 젖가슴 정중선에서부터 배꼽 아래 3촌 부위까지를 한 시간여 시구했다.

그리고 그 다음 날 위와 같은 방법으로 다시 온구기를 시구한 후 위 어깨탈구가 치료되었고, 척추에 힘이 생겨, 평상시 일하는 데는 아무 지장 없이 현재까지 지내오고 있다.

2001년 2월 2일 입회인 : 이광석

편정임, 경남 함양군 안의면 황곡리 277-3

체험사례 4
목디스크 치유

본인은 금년 52세 되는 가정주부로서 식당업을 경영하고 있다.

약 20~25년 전 본인의 둘째아이를 놓고, 얼마 되지 않아서 물그릇 등 아주 작은 물체를 두 손으로 잡으면 손목, 팔, 어깨 등에 힘이 없어 금방 땅에 떨어뜨리는 정도로 증세가 심하여 한약 1질(산청군 생초면 소재 어느 한약방)을 지어 먹은 후 그 길로 완쾌가 된 듯 아프지 않아, 더 이상 약을 먹지 않고 지내왔다.

그런데 약 15여 년 전쯤 산청군 생초면에서 남편이 경영하고 있던 블록공장의 무거운 블록 등을 차에 싣고, 한 곳에 쌓아두는 일을 돕고 있던 중 목덜미 쪽에 순간적인 격한 통증을 느낀 후, 그 길로 진주시 소재 고려병원 정형외과에 4~5일씩 수회 통원치료를 받으러 다닌 적이 있었다.

그러다가 지금 살고 있는 수동면에 약 2년 전부터 살고 있던 중, 계속적인 목디스크 반응이 오고 손, 팔, 어깨부분이 아리고 아파서 함양읍 소재 한마음 병원에서 물리치료를 5~6회 정도 받았으나 손과 팔, 그리고 어깨가 아프고 특히 손과 팔이 저려 잠을 제대로 잘 수가 없을 정도로 고생하며 지내왔다.

그러던 중인 2000년 11월 17일경 남편의 친구 분인 박 사장님의 소개로 안의면 소재 법무사 정정길 사무소 소장님의 도움을 받아 편작온구기를 구입하여 본인의 척추 맨 위쪽에서부터 맨 아래쪽 꼬리뼈까지, 그리고 몸 앞쪽 양 젖꼭지 정중선에서부터 배꼽 아래 3촌 부위인 단전, 족삼리, 발바닥 용천 부위를 약 한 시간가량, 강화도 약쑥을 사용하여 시구한 후 그날 밤은 척추, 손목, 팔, 어깨부분, 어느 부위의 통증도 받지 않고 잠을 잘 이룰 수 있었다.

그 후 몇 차례 용천자리에 온구기 시구를 하여서 그런지는 몰라도 가끔씩 담배연기만 마셔도 심한 기침을 하던 증세가 사라진 듯한 느낌을 받은 바 있다. 지금도 손, 팔, 어깨의 통증은 거의 없고, 단지 약간씩 손, 팔의 저림을 느끼는 정도임에 불과했다.

2001년 2월 3일 입회인 : 강영호

이점수, 경남 함양군 수동면 화산리 1253-31

체험사례 5
고혈압 완화

저는 47세 되는 열쇠수리업을 경영하고 있는 남자로서 지난 5월경부터 혈압이 많이 올라갈 때는 최고 195까지 상승해서 그때부터 부산 용호동 소재 황영모내과 병원 고혈압 담당 의사로부터 약재 투약을 받아온 사실이 있습니다.

그리고 근래에는 상황이 좋지 않아 약을 2배 이상 강하게 제조 처방하였던 사실이 있으나 3~4일 전부터 본인의 외사촌 형님인 정정길 씨의 도움을 받아 국내 특허출원한(팔완기통법) 편작온구기를 이용한 경혈 치료 전, 기·혈 소통 치료법이라는 강화산 약쑥을 정제한 온구를 3~4회(1회 약 40~50분 소요) 실시한 후, 매회 때마다 위 병원약 복용 없이 최고 125~127정도로 극히 정상적으로 돌아왔다.

2004년 3월 2일

임충열, 부산시 남구 용호1동 79-9번지

체험사례 6
기억상실 치매 치유

67세 되는 가정주부로서 지난 2004년 2월 하순경, 진주시 소재 나라병원에서 척추 수술(시약만 주입하는 방법)을 마치고 난 후 정신을 잃었다(전혀 과거 기억을 상실한 상태였음).

2004년 3월 9일 서울 소재 병원에 입원하였다가 정신을 회복하지 못한 상태에서 2004년 3월 16일경 퇴원한 후, 위 병원의 처방약은 증세가 악화되는 것만 방지할 수 있다기에 그때부터 거의 하루도 빠지지 않고 약 한 달 20여 일 동안(대략 2004년 5월 15일경까지) 쑥뜸(팔완기통법이라는 편작온구기를 이용한 쑥뜸)을 초기 15일 정도는 1일 약 3~4회, 그 뒤부터는 1일 1~2회씩 뜸을 떴다.

그로부터 차차 기억이 되살아나 한약(거창읍 소재 일신 한의원 처방)을 먹고 해서 지금은 기억도 대단히 좋아졌고 숫자 계산까지도 별 어려움이 없이 해내고 있다.

2004년 10월 23일

이정순, 함양군 안의면 신안리 917

4부

방향과 과제

7. 향후 나아갈 방향과 과제

1.『동의보감』원본에서 본 기(氣)의 실체

어느 전문연구 박사님의『동의보감』원본 해설서인 내경과 기(氣)편을 번역한 그 내용에 의하면 기는 정(精)과 신(神)의 근본이다.

동원(東垣)은 '기는 신(神)의 조상격이 되고 정(精)은 기의 아들격이 된다. 그러므로 기는 정과 신의 근본이다'라고 하였다.

모진군(募眞君)은 '기(氣)란 오래 살게 하는 약이고 심(心)은 기(氣)와 신(神)을 주관한다. 만약 기가 주가 되어 돌아가는 것을 안다면 곧 신선이 될 사람이다'라고 하였다.

영추(靈樞)에는 '사람은 음식물에서 기를 받는다. 음식물이 위에 들어온 것을 폐에 전해주면 5장6부가 모두 기를 받게 된다. 그의 맑은 것은 영(榮)이 되고 흐린 것은 위(衛)가 된다. 영은 맥 속에 있고 위는 맥 밖에 있다. 영이 쉬지 않고 50번 돈 다음 다시 처음 돌기 시작한 데서 위와 만나게 된다. 이렇게 음양이 서로 관통되어 하나의 고리와 같이 끝이 없다'고 밝히고 있다.

정리(正理)에는 '매일 먹는 음식의 영양분은 기(氣)를 보한다. 이 기가 곡식에서 생기기 때문에 천기 기(기운 기) 자에 쌀미(米) 자가 들어 있다. 사람의 몸에는 천지의 음양을 조화하는 기가 완전히 감추어져 있기 때문에 응당 삼가해 써야 한다.

사람이 20살이 되면 기운이 왕성하여지는 데 성욕을 억제하고 피로를 적게 하면 기운이 왕성하면서도 숨이 고르게 되지만 성생활을 많이 하고, 피로가 심해지면 기운이 적어지고 숨이 가쁘게 된다. 기운이 적어지면 몸이 약해지고 몸이 약해지면 병이 나고, 병이 나면 생명이 위험하게 된다' 고 쓰여 있다고 한다.

기(氣)는 위(衛)가 되어 몸의 겉을 호위한다. 영추(靈樞)에는 '위(衛)기란 분육(分肉, ① 겉에 있는 살갗과 속에 있는 살의 사이. ② 살가죽과 살의 사이. ③ 살과 뼈 사이)을 따뜻하게 하고 살갗을 충실하게 하며, 주리(主里, 피부의 가는 금, 땀과 기운이 통하는 피부의 구멍, 즉 한선을 말한다. 피부라는 뜻으로 쓰인다)를 좋게 하고 열었다, 닫았다 하는 작용을 맡았기 때문에 위기(衛氣)가 따뜻하면 몸이 충실해진다' 고 적혀 있다.

『내경(內經)』에는 '위기란 음식물의 날랜 기(氣)이다. 그 기가 날래고 미끄러워서 혈맥에 들어가지 못한다. 그러므로 살갗 속과 분육 사이로 돌면서 황막(膜, ① 횡경막. ② 소장 곁에 있는 가슴막 중 장간막)을 훈증하고 가슴과 배로 퍼진다'고 적혀 있다.

또한 '양기(陽氣)는 온종일 몸의 겉을 주관한다. 아침에 양기가 생기고, 낮에는 양기가 왕성하고, 날이 저물게 되면 양기가 허해지고 기가 닫히게 된다. 그러므로 날이 저물면 몸을 움직이지 말며, 배와 힘줄을 과로하지 말고 안개와 이슬을 맞지 말아야 한다. 이 세 가지를 위반할 때는 몸이 피곤하고 약해진다'고 쓰여 있다.

또한 '양기는 하늘이나 해와 같은데 그것이 작용하지 못하면 수명이 짧아지며 몸이 튼튼해지지 못하게 된다. 하늘이 돌아가야 날이 밝아지는 것처럼 양기도 해가 솟으면 위로 올라가 겉을 보호하게 된다'고 쓰여 있다.

주석에는 '양기는 움직이는 것을 주관한다. 사람에게 있어서 지각하는 것, 운동하는 것, 보고 듣는 것, 말하는 것, 냄새를 맡는 것 등의 기능은 모두 양기가 살갗을 훈증하고 몸을 충실케 하며 털을 윤기 나게 하는 것이 마치 안개와 이슬이 축여 주는 것과 같은 것이다. 만일 양기가 한 번이라도 자기 위치를 잃으면 흩어져서 제대로 돌지 못하여 훈증하고, 충실케 하며 윤기 나게 축여 주는 작용이 막히기 때문에 9규(九竅)가 속으로 막히게 된다.

뿐만 아니라 기육(氣肉)이 막히면 지각하는 것, 운동하는 것, 보고 듣는 것, 말하는 것, 냄새를 맡는 것 등의 기능을 모두 수행할 수 없게 된다. 사람의 양기는 하늘의 햇볕과 같으므로 사람의 양기를 잃으면 수명이 쉽게 짧아진다. 이것은 마치 하늘이 햇볕을 잃으면 만물이 생길 수 없는 것과 같다'고 적혀 있다.

입문(入門, 1624년에 이천이 쓴 책, 8권으로 된 『의학입문』을 말한다)에는 '사람의 몸의 기는 돌아가는데 매일 23~1시에 왼쪽 발바닥 한 가운데 있는 용천혈(湧泉穴)에서 양기가 일어나, 왼쪽 다리와 배, 옆구리와 팔을 돌아 위로 정수리의 숫구멍까지 올라가 오(午, 몸을 4방위로 귀속시킬 때 머리는 남방 오의 방위에 해당시킨데 근거하여 숫구멍을 오라고 하였다)의 위치에 멎었다가 11~13시에는 숫구멍에서 떠나 오른쪽 발바닥 한 가운에 와서 멎는다.

이것은 감리(坎離, 坎은 북방수(물)를 말하는데 발을 말하는 것이며, 離는 남방화(불)을 말하는데 머리를 말하는 것이다. 몸에서 음양이 잘 조화되는 것을 감리기제 혹은 수화기제라고 한다)가 음양과의 관계를 말하는 것이다' 라고 쓰여 있다.

기제괘(旣濟卦)는 감괘(坎卦, 물)와 이괘(離卦, 불)를 위아래로 놓은 괘. 물이 불 위에 있음을 상징한다.

영추(靈樞)에는 '위기는 하루 동안에 몸을 50번 돌아간다. 낮에는 양(陽) 부위를 25번 돌고, 밤에는 음(陰) 부위를 25번 돈다. 그렇기 때문에 아침에는 음기가 없어지고 양기가 눈으로 나온다.

눈을 뜨면 기가 머리로 올라갔다가 목덜미를 따라 족태양경맥에 내려와서 잔등을 따라 내려가 새끼발가락 끝에 와서 끝난다.

다른 한 가닥은 눈초리에서 갈라져 수태양경맥을 따라 내려가 새끼손가락의 바깥쪽에 와서 끝난다. 또 한 가닥은 눈초리에서 갈라져 족소양경맥을 따라 내려와서 새끼발가락과 넷째발가락 사이로 빠진다. 위로 돌아가는 것은 갈라진 소수양경맥 쪽으로 올라가서 새끼손가락에 와서 끝난다. 여기에서 갈라진 것이 귀의 앞으로 올라가서 족양명경맥으로 들어간다.

아래로 내려가는 것은 다시 발등으로 내려와서 새끼발가락 사이에 들어간다. 다른 한 가닥은 귀밑에서 수양경맥으로 내려와서 엄지손가락을 거쳐 손바닥 한가운데로 들어간다. 발에 도달한 것이 발바닥 한가운데로 들어가서 안쪽 복사뼈로 나와 음분(陰分)을 돌아 눈에서 다시 합해지기 때문에 한 번 도는 것으로 된다.

몸을 25번 돌고나서 양분으로 도는 것은 끝나고 음으로 가게 되어 음이 기를 받는다. 처음에 음으로 들어가는데 언제나 족소음경맥을 거쳐 신(腎)에 가고 신에서 심(心)으로 가며, 심에서는 폐(肺)로 가고 폐에서는 간(肝)으로 가며, 간에서는 비(脾)로 가고 비에서는 다시 신으로 간다. 역시 양기와 같이

25번을 돌아 다시 눈에서 합친다'고 쓰여 있다.

또한 기해(氣海)와 단전(丹田)은 실제로 기를 생기게 하는 근원이 된다. 기해혈은 배꼽 아래에서 1치5푼 되는 곳에 있고, 단전은 일명 관원(關元)이라고도 하는데 배꼽 아래에서 3치 되는 곳에 있다고 하였다.

난경(難經)에는 '12경맥은 모두 기가 생기는 근원과 연계되어 있다. 기가 생기는 근원이라는 것은 양쪽 신장 사이에 있는 동기(動氣)를 말한다. 이것이 5장6부의 기본이며, 12경맥의 근원이고, 호흡하는 문호이며 삼초의 근본이다. 또한 사기(邪氣)를 받는 신(神)이라고도 한다. 때문에 기란 것은 사람의 몸에서 근본이다'고 쓰여 있다.

정리(正理)에는 '사람이 처음 생겨날 때 태(胎)중에 있을 때에는 어머니를 통해서 호흡하다가 태어나서 탯줄을 끊으면 한 점의 신령스러운 기운이 배꼽 밑에 모인다. 대개 사람에게는 오직 기(氣)가 제일 먼저이다. 기는 호흡에서부터 시작된다. 눈, 귀, 코, 혀, 살갗, 의식(이것을 6욕이라 한다) 등은 모두 기에 의해서 작용을 한다.

그러므로 기가 아니면 빛깔, 소리, 냄새, 맛, 촉감, 예법을 모두 모르게 된다. 숨을 내쉴 때에는 하늘의 근본과 맞닿고, 숨을 들이쉴 때에는 땅의 근본에 적응하는 것이다. 기가 사람의 몸을 하루에 810장을 돈다'고 쓰여 있다.

내경(內經)에는 '폐(肺)는 기(氣)를 주관한다. 또한 모든 기는 폐에 속한다'고 쓰여 있다.

주해에는 '폐에는 6엽(六葉)과 두 귀로 되어 있으며 엽속에 24개의 구멍이 줄지어 있어 음기(陰氣), 양기(陽氣), 청기(淸氣), 탁기(濁氣)가 퍼져 있다'고 적혀 있다.

또한 '폐는 기를 간직하는데 기가 지나치게 많으면 기침이 나고, 숨이 차며, 기가 부족하면 숨을 잘 쉬나 기운이 적다고 쓰여 있다.

영추(靈樞)에는 '전중은 기가 모이는 곳이다.(전중은 폐의 방과 같다) 기가 지나치게 많으면 가슴과 얼굴이 다 벌겋고, 기가 부족하면 기력이 적고 말을 많이 하지 못한다'고 쓰여 있다.

장자화(張子和)는 '여러 가지 병은 모두 기에서 생기고, 모든 통증도 기에서 생긴다'고 하였다.

서례(序例)에는 '사람이 기(氣) 속에서 사는 것은 물고기가 물속에서 사는 것과 같다. 물이 흐리면 물고기가 여위고, 기가 흐리면 사람이 병든다.

사기(邪氣)가 사람을 상하면 아주 심중하다. 경락(經絡)이 사기를 받으면 장부(藏府)에 전해 들어가는데, 그 허실과 냉렬에 따라 병이 된다.

또한 장부의 상생 관계가 있기 때문에 병이 전달되고 변화

가 되는 것이 광범해진다'고 적혀 있다

2. 기(氣)의 원리와 팔완기통법과의 상관관계

  팔완기통법(八玩氣通法, 기 · 혈 소통 강화법)은 앞서 살펴본 어느 박사님의 『동의보감』 원본 해설서 상에 나타난, 기(氣) 의 실체와 그 제반 원리에서 나타난 사실들과 같이 필자가 제시하는 우리 인체의 독맥, 임맥 경혈 중 중요한 일부 경혈 들과 족삼리, 삼음교 용천 등을 위 각 경혈 내지는 그 경락이 위치해 있는 곳을 중심으로 위에서 아래로, 동시에 왼쪽에서 오른쪽(위 순서가 약간 바뀌어도 상관없다고 봄) 방향으로 위 순 서에 입각해서 실시해야 한다.

  곧, 현재 시중에 판매되고 있는 소위 말하는 '가정의방 쑥 뜸기 편작온구기(실용신안 등록 제2205호, 미국특허 No.3946733 호)'를 사용해서, 간접약쑥 뜸방식인 위 편작온구기의 최초 제작자이신 고(故) 한성규(韓聖圭) 한의학 박사의 온구 시구 방식과도 확실히 차별화되는 1경혈당 시구 처음에는 30초~1 분, 그 뒤부터는 10~30초 그리고 아주 강한 쑥 열기가 방출 될 때는 1~3초의 짧은 시간의 온구 시구로 최대한 온구기의 쑥열기가 존재하는 동안에 필자가 제시하는 제반 경혈내지 그 경락 등을 온구 시구해야만 소기의 '기 · 혈 소통 강화'의 효과를 볼 수 있다는 것이라 하겠다.

이는 앞서 살펴본 어느 박사님의 『동의보감』 원본 해설서 중 우리 몸의 겉에 있는 살갖과 속에 있는 살의 사이나, 살가죽과 살의 사이, 혹은 살과 뼈 사이 정도를 돌고 있다고 하는 위기(衛氣), 때에 따라 나타나고 사라지는 양기, 음기 그리고 맥속으로 흐른다는 영기(榮氣) 등의 흐름을 활성화시킨다는 것이다.

위 『동의보감』 원본 해설서 상의 내용은 위기란 분육을 따뜻하게 하고 살갖을 충실하게 하여 주리를 좋게 하고, 열었다 닫았다 하는 작용을 맡았기 때문에 위기가 따뜻하면 몸이 충실해진다고 했다. 즉, 최소한의 약쑥 연기를 최대한 우리 인체의 기(氣)의 흐름이 원활할 수 있는 자세(반가부좌 등)를 취한 상태에서 인체의 위 주리(피부의 가는 금, 모공 등)나 분육에 보내어 따뜻하게 해준다는 것이다.

결론적으로는 『동의보감』의 내역처럼 우리 몸이 충실해진다는 이론이기 때문에 이는 곧, 기(氣) 즉, '위기(衛氣) 등의 소통 강화법' 이라고 볼 수 있겠다.

좀 더 구체적으로는 위와 같이 필자의 이 팔완기통법의 방식대로 온구 시구할 경우, 온구가 실시되고 있는 그 순간 순간에 우리 인체의 척추 마디 사이 등이 서서히 바르게 펴지면서, 거의 모든 척추뼈가 거의 본래의 옳은 자리—어머니 뱃속의 태아나, 갓 태어난 아이 때의 모습—에 고정화 되어가면서 확고한 제자리를 되찾는다.

그리고 동시에 이 독맥 주요경혈과 경락도 거기에 맞춰 본래의 옳은 소통의 경로를 되찾게 되는 것이며, 위와 같은 온구 시구 중이거나, 시구 후에 각 주리와 분육이 좋게 되면서 몸 위쪽으로 살결(주리)이 치밀어(마치 물결치는 파도처럼) 올라가다가, 대추경혈의 위치를 본래의 옳은 자리에 놓이게 한다.

그리고 뒤이어 대추경혈에서 더 위쪽, 머리숱 시작까지 주리(살결)가 좋게 펴지면서 치밀어 올라가다가 대추경혈 정위쪽, 머리숱 접점 부근에 보통 평상시에는 제대로 볼 수 없었던, 뼈도 아닌 아교질 모양의 탄력 있는 둥근 모양(사람마다 크기가 조금씩 다름)의 물체가 돌출함을 목격할 수 있다.

그 결과 이제는 덤으로 얻어지는 신경성질환의 징표들의 사라짐—위 대추경혈은 신경 분기점 즉, 인체의 모든 조직으로 신경이 분기되는 곳이므로 소위 말하는 신경성으로 인해 나타나는 병적 흔적들이 거의 사라져 없어진다는 필자의 이 이론은 고(故) 인산(仁山) 김일훈 선생의 '모든 인체의 장기의 병적 출현은 신경의 둔함에서 온다' 는 그 이론에 근접하는 이론이라 말할 수 있다고 봄—현상은, 처음부터 기·혈 소통 강화 요구자에게 주문 사항인 '이번 한 번의 온구로써 내 몸 속의 기·혈 소통이 틀림없이 강화될 것이다!' 혹은 '내 몸 속의 바르게 흐르지 못하는 기(氣)가 이번 한 번의 온구로서 바르게 흐를 것이다!' 라는 하나의 신념만으로 염원하라는 것이 필자의 유일한 요구이다.

때문에 이는 '처음부터 바라지 않았던 질병의 징후의 사라짐으로 인하여 얻은 덤의 효과' 현상일 뿐이라는 주장이다.

우리 한민족 겨레의 처지에서는 먼 옛날 옛적부터 쑥뜸과 마늘 사용법을 대를 이어 수천 년을 우리 몸속에 익혀 전해 내려왔던 일이 아니겠는가? 다른 민족에 비해 쑥뜸치료에 대한 거부감도 거의 느끼지 않을 소지가 다분히 있는 만큼 이 '기(氣)·혈(血) 소통 강화법의 학습 출발점에서 최우선적으로 준비 단계의 완성'이 이루어진 셈이다.

앞서 퇴계 선생님께서도 '심(心)은 이(理)와 기(氣)의 합쳐진 상태'를 강조하셨지만, 매사에 긍정적인 사고를 가지지 못하고 한 가지 한 가지씩 1차원적인 증명의 근거를 제시 요구하는 형이하학적 까다로운 부류의 사람들이 그렇게 쉽게 동의하기란 여간 어려운 이론이 아닐 줄 안다.

3. 대체의학 선두 주자의 견해

전세일 포천 중문의대 대체의학대학원 원장은 지난 2003년 10월 28일 화요일 「동아일보」 A7면 '건강에세이' 칼럼에서, "의(醫)는 하나이고 의학(醫學)은 여럿이며 요법은 수천 가지이다. '의'는 예술이며 인술이다. '의' 자체는 과학도 아니요, 철학도 아니다. 과학을 지식의 바탕으로 삼는 서양의학이나 철학을 바탕으로 하는 동양의학은 모두 철학을 하나의 도구로 이용하고 있을 뿐이다.

사람들 가운데는 '눈에 보이는 것만 믿는 사람들' 과 '믿는 것만 보는 사람들' 의 두 가지 부류가 있다.

과학자들은 '눈에 보이는 것만 믿는' 경향이 있는 반면, 철학자들은 '믿는 것만 보는' 경향이 각각 있다. 과학은 '의심' 을 학문의 먹이로 삼고 자라며, 철학은 '믿음' 을 먹이로 삼아 변화해 간다.

동양의학에서 가장 중요시하는 '경락과 경혈' 을 서양의학에선 아예 존재하지 않는 개념이다.

보이지 않기 때문이다. 그러나 동양의학이건 서양의학이건 공통으로 인정하고 믿고 의지하는 것은 우리 몸속에 내재하는 '자연 치유력' 이다. 우리 몸에서 무언가 잘못되고 있으면 스스로 정상으로 되돌려 놓으려는 강력한 힘이 존재한다는 것이다.

이러한 자연 치유력이 제대로 작동하면 건강한 것이요, 작동하지 않으면 불(不)건강한 것이며, 병이다. 우리 몸 특정의 부위에는 이런 자연 치유력이 예민하게 반응하는 지점들이 있다. 그 '반응점' 이 경혈이고 '반응선' 이 경락인 셈이다.

수천 년 전통을 가진 동양의학에서는 바로 이 '반응점' 을 자극함으로써 자연 치유력을 활성화하고, 활성화된 자연 치유력이 병을 낫게 하고 건장을 유지시킨다는 이론을 고수하고 있다.

'경혈' 이라는 반응점을 바늘로 자극하는 치료법이 '침술'

이요, 작은 열로 자극하는 것이 '뜸'이며 압력으로 자극하는 것이 '지압'이고, 빨아내는 음압으로 자극하는 것이 '부황'이다.

여기서 중요한 공통점은 바로 자극이다. 그래서 광선 초음파, 레이저, 전기 자기 등의 새로운 에너지원을 사용해도 같은 점을 자극하면 같은 효과가 나타나는 것을 확인할 수 있다.

최근 과학에 앞서 탄생한 동양의학이 과학이라는 도구를 통해 그 신비의 베일을 벗기 시작했다. 경혈을 자극하면 몸 속 깊숙이 있는 장기의 혈관이 확장되기도 하고 수축되기도 해서 혈액순환의 변화와 생리적 변화를 일으키는 것을 확인했다.

경혈 부위의 피부는 전기 저항이 가장 낮은 지점이라는 사실 역시 확인되었다. 다시 말해 전기의 전도성이 가장 높은 지점이라는 뜻이다.

또 침이나 뜸으로 경혈을 자극하면 여러 가지 호르몬의 분비가 촉진되는 것을 볼 수 있으며, 특히 통증이 있는 환자에게 통증을 없애는 엔도르핀이라는 호르몬이 분비되는 것을 관찰할 수 있다. 이러한 엔도르핀의 분비 때문에 특별한 약 없이 침만 가지고도 수술을 할 정도의 마취가 가능한 것이다.

침으로 동물을 마취시키고 수술할 수 있는 것을 보면 침의 효과가 자기 암시나 최면 효과가 아님을 충분히 알 수 있다.

동양의학은 동양의학대로 장점과 단점이 있고, 서양의학은 서양의학 나름의 우수한 점과 제한점이 있다.

이 양자의 장점만 융합한다면 한 차원 높은 종합의학 또한 전일의학의 창출이 가능할 것이다.

한국이 바로 이 같은 새로운 의학의 창출에 가장 좋은 여건을 가지고 있다는 사실은 우리가 나름대로 기대와 희망을 갖기에 충분한 이유인 것이다."

라는 의견을 제시한 바 있다.

위에서 서술한 '뜸'은 소위 '직구—녹두알 정도의 약쑥을 비벼서 경혈에 직접 놓고 향불 등으로 불을 붙여 쑥뜸하는 방법—를 겨냥한 말일 수도 있다.

하지만 필자의 이 온구법의 방법은 적어도 지름 4~5cm 정도의 천공철제 원통식 온구기 용기 속에 약쑥을 탁구공 만하게 단단히 뭉친 후 약쑥에 불을 붙여 송풍 동작을 하면서 온구 시구하는 방법이다.

그렇기 때문에 직구의 경우처럼 거의 일점 정도에 해당하는 경혈을 정확하게 찾아내야만 하는 전문성이 없어도 쉽게 온구 시구를 할 수 있는—지름 4~5cm 정도의 원통형 운구기여서 어느 경혈이라고 추정되는 곳을 정해 온구기의 정중앙에 놓게 하는 것은 어림짐작만으로도 원통의 부분이 넓기 때문에 그 해당 경혈의 일점이 어느 정도 온구기의 원형 테두리 안에 포함될 수 있다고 보기 때문—경우이고 보면, 오히려 직구의 경혈 찾는 어려움을 무난히 극복할 수 있는 이점이 있다고 보겠다.

　이처럼 앞서 살펴본 대로 약쑥 연기의 열 자극으로 자연 치유력이 예민하게 반응하는 반응점인 경혈을 온구 시구해서 기·혈 소통 강화를 이루는 필자의 팔완기통법 역시 자연 치유력이 제대로 작동되도록 만드는 최상의 방법―침은 시침의 잘못으로 인한 부작용이 다반사로 일어날 수 있다고 보기 때문―이라 하겠다.

8. 팔완기통법만을 고집하는 이유

1.『동의보감』내경기편 중 기(氣) 치료 법의 예
(어느 전문 연구 박사의 번역에 의함)

태식법(胎息法)

숨을 아주 약하게 천천히 쉬어서 숨을 쉬지 않는 것 같이 보이게 숨을 쉬는 방법을 말한다.

진전(眞詮)에는, '사람은 태(胎)중에 있을 때에 입과 코로써 호흡하지 않고 오직 배꼽줄을 통하여 어머니의 임맥(任脈)에 매달려 숨을 쉰다. 임맥은 폐에 통하고 있으며 폐는 코와 통해 있기 때문에 어머니가 숨을 내쉬면 태아도 내쉬고 어머니가 숨을 들이쉬면 태아도 들이쉰다.

그 기가 모두 배꼽 위에서 오간다.

천태(天台)를 식신(識神)이라고 한다. 태어나려고 할 때에는 정혈과 서로 합하여 배꼽에 뿌리를 박고 있다. 그리하여 태어날 때 배꼽줄이 서로 달려 있는 것이다.

호흡 조절을 처음 배우려면 반드시 그 기운이 나올 때에는 배꼽에서 나오고 들어갈 때에는 배꼽에 가서 사라지도록 해야 한다.

호흡을 조절하여 아주 적게 쉬다가 나중에는 입과 코로 쉬지 않고 다만 배꼽으로써 호흡하는 것이 태중에 있는 것과 같이하기 때문에 태식(胎息)이라고 한다.

처음에는 숨을 한 번 들이쉰 다음 숨을 쉬지 않고 배꼽으로써 호흡하되 수를 세어서 81에 이르거나, 혹은 120에 이르렀을 때 입으로 숨을 내쉬어 공기가 나가게 하되 몹시 적게 하여 기러기 털을 입과 코 위에 붙여놓고 숨을 내쉬어도 털이 움직이지 않을 정도로 한다.

점차 연습하여 점점 수를 늘이고 1,000에 이르게 되면 늙은 이가 다시 젊어지며 하루 지나면 그 만큼 더 젊어진다.

갈선옹(葛仙翁)이 매해 혹심한 더위 때에 갑자기 깊은 물 밑에 들어갔다가 10일 만에 나오곤 하였다. 그는 능히 숨쉬는 것을 참고 태식을 했기 때문이다. 그러나 숨쉬는 것을 참을 줄을 알고 태식할 줄 모르면 아무 소용이 없다'고 쓰여 있다.

조기결(숨쉬기를 조절하는 비결)

팽조(彭祖)는, '정신을 고르게 하고 기를 인도하는 방법은 반드시 조용한 방에서 문을 닫고 자리를 편안하게 하고 따뜻하게 하며 베개를 2치 반 높이로 베고 똑바로 눕는다.

그리고 눈을 감고 숨을 가슴속으로 들이쉰 후 멈추는데 이때 기러기 털을 콧구멍에 붙인다. 그것이 움직이지 않게 300여 번 숨을 쉬고 귀로는 아무것도 들리지 않게 한다.

또한 눈에 보이는 것이 없게 하고 마음속으로는 아무것도 생각하는 것이 없게 한다.

이렇게 하면 추운 것과 더운 것을 잘 이겨내고 벌이 쏘아도 독을 타지 않으며 360살을 살게 되는데 진인(眞人)에 가까운 사람이 된다' 고 쓰여 있다.

귤피일물탕(橘皮一物湯)

입문에는 '가만히 있으면 기가 막힌다. 기가 막힌 것이 경한 것은 움직이면 낫지만 중한 것은 귤피일물탕을 써야 한다' 고 쓰여 있다.

칠기탕(七氣湯)

7정(七情, 기뻐하는 것, 성내는 것, 슬퍼하는 것, 생각하는 것, 근심하는 것, 놀라는 것, 무서워하는 것, 혹은 추위를 느끼는 것, 열이 나는 것, 원망하는 것, 성내는 것, 기뻐하는 것, 근심하는 것, 슬퍼하는 것이라고도 하는데 서로 통한다)이 울절되어 명치끝과 배가 비트는 듯이 아픈 것을 치료한다.

사칠탕(四七湯)

7기(七氣)가 엉켜서 생김새가 마치 헌솜 같거나 매화씨 같은 것이 목구멍에 막혀 있으면서 뱉어도 나오지 않고 삼켜도 내려가지 않으며, 혹은 가슴이 더부룩하고 그득하여 가래가 성한 것을 치료한다.

분심기음(分心氣飮)

7정(七情)이 몰리고 막힌 것을 치료한다. 대변을 잘 나가게 하고 오줌을 맑게 하면서 시원하게 나가게 한다.

향귤탕(香橘湯)

7정에 상해서 중완(中脘)이나 배와 옆구리가 불러오고 그득한 것을 치료한다.

신선구기탕(神仙九氣湯), 정기천향탕(正氣天香湯), 격기(膈氣), 풍기(風氣), 한기(寒氣), 열기(熱氣), 우기(憂氣), 희기(喜氣), 경기(驚氣), 노기(怒氣) 산람장기에 처방한다.

팔미순기산(八味順氣散), 목향순기산(木香順氣散) 중기(갑자기 기절하여 넘어지면서 이를 악물고 몸이 싸늘해지는 것)에 처방한다.

소자강기탕(蘇子降氣湯)

기가 위로 치밀어서 숨이 몹시 찬 것을 치료한다.

비전강기탕(秘傳降氣湯)

기가 위로 치미는 것과 기가 잘 오르내리지 못하여 머리가 어지럽고 눈앞이 아찔하여 허리와 다리에 힘이 없는 것을 치료한다.

이처럼 『동의보감』의 내경기편의 기(氣) 치료의 처방을 한의사가 아니면 그 치료나 처방의 어려움이 많은 한약탕제의 약물 처방이나 태식법(숨을 아주 약하게 천천히 쉬어서 숨을 쉬지 않는 것 같이 보이게 숨을 쉬는 방법)과 조기결(숨 쉬기를 조절하는 비결) 등 기(氣) 운용의 전문가가 아니면 그 위험성이 항상 뒤따른다는 주의를 촉구한 인산 김일훈 선생께서 생전에 자주 얘기한 부문은 『신약본초(神藥本草)』에 수록해서 선생 나름대로의 옳은 단전호흡법을 제시한 바 있다.

필자도 2000년경 이후 찾아온 기·혈 소통 요구자들 중 적·담이 쌓였던 경우가 두서너 건 정도 있었다고 보기에 필자의 생각 또한 태식법과 조기결을 일반인이 응용하기란 매우 어려운 처지임을 강조하는 바이다.

2. 대체의학 선두 주자의 입장

전세일 한국정신과학학회 회장—이 칼럼을 쓴 당시의 직책이었다고 생각됨—은 일자와 일간지명 불상의 어느 신문 칼럼 란에서, '영적(靈的) 건강을 추구하는 시대가 올 것'이라고 밝힌 그 내용에 의하면, '모든 사물에는 성질(性質)이 있다. 비물질적 특성이 성(性)이요, 물질적 특성이 질(質)이다.

나에게도 '비물질적 나'인 마음과 '물질적 나'인 몸이 있다. 그래서 심성(心性)이라 하고 체질(體質)이라 하는 것이다. 마음은 명(明), 정(情), 신(神), 영(靈)으로 구성되어 있다.

명(明)이란 판단력, 분별력으로서의 마음을 말한다.

정(情)이란 느낌으로서의 마음을 가리킨다.

신(神)이란 인식함이나 앎으로서의 마음이다.

영(靈)이란 본래 거기에 있는 깨달음으로서만 그 존재를 인지할 수 있는 마음이다.

세계보건기구(WHO)에서는 건강이 무엇인지를 정의하여 반포하고 또 개정해 오고 있다. 종래에는 '건강이란 육체적으로, 정신적으로 그리고 심리사회적으로 건전한 상태'라고 했는데 1998년부터는 여기에 '영적'인 요소를 추가했다.

즉, '참건강이라고 하기 위해서는 육체적, 정신적, 심리사회적으로 뿐만 아니라 영적으로도 건강해야 한다'는 것이다.

이처럼 21세기에 접어들면서 내려진 새로운 건강의 정의는 많은 의문을 낳았다.

'영적으로 건강하지 않다는 것은 무엇을 뜻하는가? 그 증상은 어떤 것이며 어떻게 찾아낼 것인가? 또 '영적으로 불건강한 상태를 어떻게 정상으로 돌려놓을 것이며, 그런 역할은 누가 할 것인가?' 등이다.

이렇게 새롭게 등장한 영적 측면의 의문들은 전 세계적으로 확산되고 있는 신과학운동과 대체의학 연구열의 고조와 무관하지 않다. 정신을 차리는 것이다. '차린다'는 것은 밥상을 차리고 의관을 차리고 격식을 차리는 것처럼 '제자리에 놓는다'는 뜻을 담고 있다.

그러므로 '정신을 차린다'는 것은 '정신을 제자리에 놓는다'는 뜻이다. 정신이 제자리에 있지 않을 때 '정신이 나간 사람'이 되거나 '정신이 돈 사람'이 되는 것이다. 따라서 마음이 안정되고 건강하려면 명(明), 정(情), 신(神), 영(靈)이 모두 제자리에 있어야 한다.

21세기는 4D, 즉 유전자(DNA), 정보화(Digital), 디자인 (Design), 영성(Divinity)의 시대이다.

몸과 마음의 건강에 관한한 다가오는 새 시대는 영적 건강을 추구하는 시대로 특정지워질 것이다'라는 이야기였다.

제시한 바와 같이 그 당시 한국정신과학학회 회장의 직책에 있는 분의, '영적 건강 추구하는 시대가 올 것'이라는 명제는 세계보건기구(WHO)에서 펼쳐나가는 참건강—육체적, 정신적, 심리사회적, 영적으로 건강함—의 대명제 아래 실행으로서의 예견이라고 볼 수 있다.

그 전령사로는 어떤 고명한 정신과 의사도 심리사회학 교수도, 무림의 고수도, 저명한 철학자도, 기(氣) 치료 연구가도 모두 하나되어 일사분란하게 실행해 나가야만 이루어 낼 수 있는 크나큰 세계적 사업이 아닐 수 없다고 본다.

여기에 필자가 이 '팔완기통법'을 포기할 수 없는 막중한 의무감마저도 드는 것이 사실이다.

지금 현재 모든 여건은 성숙되어 있다. 세계적 네트워크—한 민족의 후예들로 등장한 터키, 불가리아, 아직 미증유의 상황인 중남미의 인디오, 잉카 문명의 후예들, 그리고 티그리스 유프라테스 강 유역의 수메르의 후예들 등이 포진해 있음을 밝히고 싶다—가 잘 형성되어 있어, 길만 열어놓으면 일사천리로 그 행로는 받아놓은 당상이 되리라 믿어마지 않는다.

모든 것은 생각을 고쳐야 함은 곧 마음을 바로 해야 됨이니 그는 곧 업을 바꾸는 격으로 대역사의 고난도 토목공사보다 수십 배 아니 수백 배 더 어렵지만 뒤에 이어지는 퇴계 선생의 『활인심방(活人心方)』에서 그 해법이 다소나마 떠오르지 않을까 생각한다.

5부

활인심방(活人心方)

9. 퇴계(退溪)의 생애와 사상

(단, 현재 사단법인 퇴계학 소속 어느 고전 번역가의 번역에 의한 내용임을 그대로 밝힌다)

퇴계는 1501년 음력 11월 25일에 현재의 안동시 도산면 온혜리에서 태어났다.

이 시기는 사회 문물이 상당히 유교적으로도 안정되어 가고 있었지만 무오(戊午), 갑자(甲子), 기묘(己卯)·을사(乙巳), 이른바 조선조 '4대 사화'로 인하여 많은 선비가 희생된 시기이기도 하였다.

퇴계는 17세에 이미 사람의 심성을 연구하고 실천하는 도학을 알았으며, 스승 없이 독학으로 성실하게 그 학문의 깊이를 더해 갔고, 34살에 문과에 급제, 45살까지는 주로 서울에서 벼슬살이를 했다. 46살에 잠시 고향에 내려와 있다가 다시 서울로 올라가 48세에 단양군수가 되어 서울을 떠났다.

그 뒤로는 임금의 부름을 받아 서울로 올라가 잠시 살다가 다시 고향으로 내려오기를 여러 차례 거듭하면서 주로 학문 연구에 심혈을 기울였다고 한다.

50대부터 중국 송나라 때 정립된 성리학, 특히 정이(程頤, 1033~1107)로부터 주희(朱熹, 1130~1200)로 이어지는 정주학을 이어받아 그 정수를 조선에 뿌리내릴 책임이 스스로에게 있다고 느끼기 시작하였다.

여러 가지 질병에 시달리면서도 종가댁 형님들 집의 제사를 포함한 대가족 생활을 유교 예법에 맞게 일을 꾸려나기는 가운데 성리학의 이론을 깊이 연구하고 그 실천 강령인 경(敬) 공부를 일상생활 속에서 실천함으로써 스스로의 인격수양에 온 힘을 다하였다.

차츰 제자들이 찾아오게 되자, 60세가 지나서는 낙동강가의 경치 좋은 곳에 '도산서당'을 열어 찾아오는 제자들과 숙식을 같이 하면서, 도덕 높은 인격자(君子)를 길러내는 일에 몸을 바쳤다.

70세가 가까워진 말년에는 새로 임금이 된 어린 선조에게 임금이야말로 성인이 되어야 한다는 뜻을 강조하면서 임금이 공부해야 할 학문의 내용을 요약하여 10개의 그림과 해설을 편집한 『성학십도』를 바쳤다.

70세가 되는 해 겨울, 눈 오는 날에 제자들의 부축을 받아 일어나 앉아서 오랫동안 같이 학문을 하던 사람들과의 이별을 확인한 다음 세상을 떠났다.

퇴계의 학문 사상은 지도자 특히 임금이 성인의 인격을 갖추고서 나라(사회)를 다스려야 이상국가(사회)가 성취된다는 공자 이래 유가의 핵심사상으로서 전래시켰던 것이다.

유가의 핵심사상은 송나라 때 이르러 우주자연의 도와 인류 사회의 도리로서 이론이 철학적으로 더욱 체계화되었는데, 그것이 우주 자연과 인류사회의 도리를 추구하는 학문이라는 의미에서 도학(道學)이라 부르는가 하면, 그 내용이 곧 인류의 심성과 우주의 이기(理氣)라는 점에서 성리학(性理學)이라 부르기도 한다.

퇴계의 학문이 성리학 중에서도 주희에 의하여 집대성된 정주 성리학이었으므로 그 사상 또한 유가의 핵심사상인 수신(修身) 제가(齊家) 치국(治國) 평천하(平天下)를 이념으로 삼고 그것을 이루기 위해서는 격물(格物), 치지(致知), 성의(誠意), 정심(正心) 공부를 해야 한다는 신념과 실천으로 형성되었던 것은 물론이다.

퇴계의 학문은 성의, 정심 공부를 하기 위해 심성을 어떻게 닦고 길러야 하는가 하는 실천적 문제들 수양론(修養論)에서 출발한다. 그렇다면 마음이란 무엇인가? 어떠한 구성 원리로 이루어져 있는가? 사람의 근본 바탕과는 어떠한 관계를 이루는가 하는 이른바 심성학을 중시한다.

그리고 더욱 깊이 들어가서 사람의 근본 바탕이란 무엇인가? 우주의 근본 바탕과는 어떠한 관계를 이루는가? 우주의 근본 바탕이란 또 무엇이며, 자연의 운행 변화와는 어떠한 관계를 이루는가 하는 이론적인 면(理氣論=本體論)과 심성론(心性論)까지를 꿰뚫는다.

그 가운데 마음이 우주의 근본 바탕(本體, 理 · 氣 · 道) 자체인가 아닌가? 우주의 본체와 어떠한 관계를 맺고 있는가? 하는 문제에 대해서는 학설이 갈라지고 있다. 하지만, 마음이 우주상과 만상이 존재하는 궁극 원리인 '이(理)'와 우주삼라만상의 최초 근원인 '기(氣)'의 오묘한 융합으로 이루어졌다는 것은 퇴계뿐만 아니라 모든 성리학자가 동일하게 말하고 있다.

하지만 실제 생활에서 작용하는 구체적인 마음에 대해서는 학자에 따라 그 마음을 보는 입장이 다르다.

퇴계는 우주 근본 바탕[理]이 오염되지 않고 왜곡되지도 않은 채 그대로 반영된 마음[四端]과 각 사람마다 그 사람 나름대로의 이기적 요소가 드러나서 우주근본 바탕을 오염시켰거나 왜곡시킨 채 드러나는 마음[七情]을 구별하여 생각할 수 있으며, 구별하여 다루는 것이 마땅하다고 생각하였다. 그래서 퇴계는 앞의 것[四端]은 확충시켜 나가고 뒤의 것[七情]은 중화시켜야 한다고 주장하였다.

사단은 측은(惻隱) · 수오(羞惡) · 사양(辭讓) · 시비(是非)의 마음으로 인 · 의 · 예 · 지의 실마리가 되는 정이어서, 이것을 확충시켜 나가면 개인적으로 훌륭한 덕을 갖춘 인격이 이루어질 뿐만 아니라 사회가 도덕적으로 명랑해진다.

그러나 칠정(七情)은 희(喜) · 노(怒) · 애(哀) · 구(懼, 또는 樂) · 애(愛) · 오(惡) · 욕(欲)의 마음으로 결국 개인의 존재(私)를 주장하여 내세우는 결과를 가져오게 되는 감정이어서 자

칫하면 개인의 성품을 거칠게 할 뿐만 아니라 건강까지 해치고 윤리도덕을 해칠 위험성이 있다. 따라서 칠정은 아예 피어나지 못하게 하거나 피어나더라도 사람의 본성과 윤리도덕에 맞도록 절제될 필요가 있다는 것이다.

한편, 우주의 근본 바탕과 현상이라는 둘의 관계에 관하여 퇴계는 이들이 현실에서는 분리시키려야 분리시킬 수 없게 융합되어 있지만 그렇다고 해서 본래는 이론적 관계에 있어서 어디까지나 가치적으로 우열이나 귀천이 있다고 보았다.

이(理)는 우주의 근본 바탕이자 심성의 근본 바탕으로서 다른 무엇에도 비할 수 없이 귀하다. 그러나 기(氣)는 현상으로 나타나는 그때그때의 마음에 없을 수 없는 자질로서 중요하기는 하지만, 아무래도 이(理)에 비해서는 천하지 않다 할 수 없다는 것이다.

10. 『활인심방(活人心方)』 서문

(사단법인 퇴계학연구회 소속 어느 고전 번역가의 번역에 의함)

옛적 태호(太昊)[1]보다 먼저 헌원과 기백이 이미 있었던 것은 아니었다.

태을씨(太乙氏)[2]가 왕이 되어 세상을 다스리면서 태홍(泰鴻)[3]의 기(馮=氣)[4]를 조절하고 입맛을 담박하게 하며, 즐기고자 하는 욕망을 줄여서 장생구시(長生久視)[5]의 도리를 닦았다.

그 수양하는 방법이 이미 있었던 것이다.

유소씨(有巢氏)[6]는 동물로는 살아 있는 것을 잡아먹고, 식물로는 영기가 맺힌 것을 씹어 먹어서 기·혈의 조화가 이루어지게 하였다. 음식물을 통하여 양생하는 이론이 이미 있었던 것이다.

음강씨(陰康氏)[7] 때는 물이 더럽고 음기가 엉겨서 백성들이 몸이 무거워 자주 넘어지고 병으로 괴로워하므로 춤을 만들어서 기혈을 소통하게 하였다. 도인의 지혜가 이미 있었던 것이다.

그래서 사람들이 일찍 죽거나 병에 걸리는 일이 없었는데 그렇게 순수하던 기운이 흩어지고 나자 백성들이 질병과 재액에 걸리는 일이 많아졌다.

그런 다음에 헌원 황제⁸⁾가 원리를 짓고 기백⁹⁾이 그것을 펴내자 의약의 처방이 시행되기에 이르렀다.

그러므로 성인은 아직 병이 나기 전에 다스리고 의사는 병이 든 후에 치료한다. 아직 병이 들기 전에 다스리는 것을 마음 다스리기라 하거나 수양이라고 한다.

병이 이미 든 후에 치료하는 것을 약물복용이라 하거나 침과 뜸이라 말한다. 비록 다스리는 법에는 두 가지가 있지만 병의 근원은 하나니, 마음으로 말미암지 않고 생겨나는 법은 있을 수 없다.

노자(老子)는 마음이 신(神)의 주인이니 (신이) 움직이거나 움직이지 아니함이 마음을 따르게 된다고 말하였다.

마음은 불행한 일의 근본이기도 하고 우주 근본 바탕의 으뜸이기도 하다. (신이) 고요하면 심군이 넉넉하고 편안하여 모든 경맥의 운행이 순조롭고 건강하게 되며, (신이) 움직이면 기혈이 흐리고 어지러워져서 모든 병이 서로 쳐들어온다.

따라서 마음자리가 고요하면 정서가 가라앉지만 마음이 움직이면 신이 피로해지는 것이고, 참된 것을 지키면 기를 통솔할 능력이 속으로 가득차게 되지만 (그렇지 못하고) 바깥 사물을 따르면 마음의 초점이 제자리를 벗어나서 옮겨간다.

마음의 초점이 제자리를 벗어나서 옮겨가면 신도 달려 나가고 신이 달려 나가면 기가 흩어지는데 기가 흩어지면 병이 생기고 병이 생기면 다치거나 죽는다. 비록 흔히 들을 수 있고 아무나 할 수 있는 말이지만 진리의 오묘함에 가장 합치되는 말이다.

이제 수양가와 의약가 두 분야의 이론을 설명함으로써 스스로 하나의 이론 분야를 이루고는 새로운 이야기들을 엮어서 상·하 두 권으로 편집하여 『활인심방』이라고 제목을 붙인다.

사람을 구제하려는 마음을 항상 보존하고 사람의 생명을 온전하게 하며 다함께 오래 살 수 있는 경지로 돌아가자는 바람을 말하고자 하는 것이다. 어찌 도움이 적겠는가?

세상의 각종 분야 사람들이 편찬해 놓은 의약관계 책들이 어느 겨를엔가 천 권이나 되지만 잡다한 것들을 어지럽게 모아 놓아서 쓸데없이 많기만 하고 도움되는 바가 없다.

다만 이 책의 처방만은 비록 많지는 않지만 그 모두가 벼랑 끝에 매달린 생명을 다시 빼앗아 올 수 있는 것들이니 비록 사명(司命)[10]일지라도 더 신령하지는 못할 것이다.

무릇 의약을 하는 사람으로서 그 병을 얻은 원인을 살필 줄 알고서 이 책을 사용한다면 이 책 하나만으로도 의술의 도리가 만족할 것이다.

수양의 방법을 실천할 수 있는 사람이 이 책을 사용한다면 이 한 책만으로도 신선의 길이 이루어질 것이다. 하물며 어찌 오래 살지 않겠는가?

글 읽는 사람이 세상을 살아가면서 없어서는 안 될 책이다.

1) 사마광의『계고록』권1에서 '태호란 천하를 맡은 천자라는 뜻인데, 복희씨가 처음 천하를 맡았으므로 그의 호로 부르게 된 것이다. 복희 이전에 천자였던 사람이 있었는지 없었는지는 알 수가 없다.

2) 일반적으로 태을은 하늘의 별 또는 천신이나 신선을 가리킨다. 성씨로서의 태을씨가 천하의 왕이 된 시기는 아직 근거를 찾지 못하였다. 다만 진사원의『논어유고』권6에 '탕임금 때 재상이던 이윤의 성이 공상(空桑)인데 태을은 그보다 앞선 성씨' 라는 기록이 있다.

진나라 이전의 도가 사람의 저작으로 추측되는『할관자』에서 태일(泰一)이라는 천자가 태홍의 기를 조절한다고 기록하고 있는데 태일은 태을과 뜻이 같으므로『활인심방』서문의 태을이 곧 태일을 가리키는 것일 수도 있다.

한편, 추현이 편찬한『수친양노신서』권4에 '태을 진인이 말을 적게 하여 내기를 기르고 색욕을 경계하여 정기를 기르고, 영양가와 맛을 담박하게 하여 기·혈을 기르고, 정갈한 진액을 삼켜서 장기를 기르고, 화를 내지 말아서 간기를 기르고, 음식을 맛있게 먹어서 위기를 기르고 사려를 적게 하여 심기를 기르라. 사람은 기로 말미암아 살고, 기는 신으로 말미암아 보존되니, 기를 기르고 신을 온전케하면 참된 진리를 얻을 수 있다' 고 말하였다는 기록이 있다.

3) 육전의『할관자』권상「태홍」에 따르면 태홍이란 원기의 시초

를 가리킨다. 이에 따르면 태홍의 기란 우주의 근본이 되는 기라는 뜻으로 풀이된다.

4) 대자연의 기를 사람의 심신을 이루는 기와 구별하고자 할 때 쓰는 글자이다. 따라서 사람의 선천기를 가리킬 때도 쓰인다.

5) 양생으로 생명을 오래 유지하면서도 정신이 흐트러지지 않는 경지를 가리킬 때 사용한다.

6) 『제왕세기』에 의하면 복희의 뒤로 여와, 대정, 백황, 중앙, 율륙, 여연, 혁서, 존노, 훈돈, 호영, 유소, 주양, 갈천, 음강, 무회 15대 동안 모두 복희라는 호를 이어받았다고 한다. 따라서 『활인심방』 서문에서는 이들 모두를 가리켜 태호라 부른 것으로 생각된다.

7) 진혜전의 『오례통고』 권70에 의하면 '음강씨가 천하를 맡은 초기에 태양빛이 부족하고 습기가 끼어 있어서 사람들의 기가 막히고 잘 통하지 못하였으므로 춤을 지어내서 그들로 하여금 기운을 펴고 운행시키도록 하였다.' 라고 한다.

8) 사마천의 『사기(史記)』에 황제라는 사람에 대한 설명이 있다. 헌원은 성이 공손인데 희수에서 자랐으므로 희로 성을 바꾸었고, 헌원이라는 언덕에 살았으므로 이름을 헌원이라 불렀다. 호는 유웅이라 하며 이름 그대로 헌원이라 부르기도 하는데 토의덕으로 임금이 되었으므로 황제(黃帝)라 불렀다. 상고시대 역사책에 따라서 삼황의 한자리에 넣기도 하고 오제의 첫자리에 넣기도 한다. 호를 유웅이라 한 것은 유웅족의 아들이었기 때문이다.(전국시대에 이르러 황제의 이름으로 황제내경이 만들어졌다.)

9) 황제의 의학분야 국사다. 동양의학에서는 동양의학의 시조로

인정된다. 황제내경의 내용은 황제가 묻고 기백이 답하는 형식으로 구성되어 있다.

10) 북쪽 하늘에 있는 별이름으로 생명, 또는 운명을 관장하는 신을 뜻하는 용어로도 쓰인다. 때로는 군사, 또는 부엌을 관장하는 신을 가리키기도 한다.

11. 『활인심방 상』 현주도인함허 자편

(사단법인 퇴계학연구회 소속, 어느 고전 번역가의 번역에 의함)

구선(『활인심방』의 저자인 주권(朱權) 자신을 말함)이 말한다.

옛날 신인과 성인시대의 의술은 사람의 마음을 치료할 수 있어서 미리 질병에까지는 이르지 않게 예방할 수 있었다.

오늘 의술을 하는 사람들은 오직 사람의 질병만 치료할 줄 알 뿐, 사람의 마음은 치료할 줄 모른다. 이는 근본을 버리고 말단을 쫓아다니며 그 근원을 캐어 들어가지 않기 때문이니, 그 말단으로 흘러나오는 현상이나 공격해서 질병이 낫기를 바란다면 이 또한 어리석지 않겠는가?

비록 한 때의 요행으로 편안케 한다 할지라도 그것은 세상에 흔히 있는 사람 잡는 의술—실력이 없는 의사라는 뜻으로 빙반의 『둔음잡록』에서 '신농 황제의 글을 읽고 사람을 죽이는 자를 '용의'라 부른다' 하였다—일 뿐, 내 것으로 만들기에는 부족하다.

참으로 병이 마음으로 말미암아 생기고, 세상일이 마음으로 말미암아 만들어짐—마음이 세상 모든 존재를 만든다는 불교 유식론과 사람의 마음이 우주의 근본 바탕과 자리를 같이 한다는 입장에서 보면 마음이 병이나 업(業)은 물론, 물건과 사건을 포함하여 세상 모든 현상의 근본 바탕이 됨—을 모르는 것이다.

대체로 음에는 귀신이 있고 양에는 하늘의 이치가 있어서 인과응보로 보답하고 작용, 반작용으로 회답하는 (보복) 원리와 구조가 우리 몸에 병으로 드러나 현실에서 체험하게 된다. 그렇기 때문에 하늘이 벌을 주는 질병이 있고 스스로 해치는 질병이 있는 것이다.

그 하늘이 벌을 주는 질병으로는 다섯 신체기관—머리와 두 다리와 두 팔, 즉 온몸—이 갖추어지지 못하거나 태어나면서부터 생식기관이 숨어 있거나, 벙어리나 소경이나 귀머거리인 사람도 있고, 넘어지거나 부딪쳐서 손발이 부러지는 사람도 있으며, 태어나면서 얼굴에 부스럼이나 혹이나 사마귀 같은 흠집이 있는 사람도 있다.

또한 전염되는 모든 병증을 앓는 것도 모두 이에 속한다. 대체로 옛 생애나 이 생애에서 악을 쌓은 것이 지나치게 많아서 하늘과 땅이 꾸짖음—개인 생활에서 나타나는 인과응보의 원인—을 당하였기 때문에 이러한 질병에 이르는 것이다.

이 모두가 스스로 지은 업—어떠한 일을 하고자 하는 마음의 작용을 의(意)업, 그 의욕하는 바를 신체적 행동으로 나타내는 신(身)업, 언어적 표현으로 나타내는 구(口)업이 있다. 선악의 업을 지으면 이것이 원인이 되어 그에 상응하는 업과가 생기는데 살아 있는 동안에 과보를 받는 것과 죽은 뒤에 과보를 받는 것으로 나누기도 한다—인데 근원은 어디까지나 마음에 있다.

스스로 해쳐서 질병이 생기는 것으로는 조섭—조리·섭리·섭상의 뜻으로 신체의 건강이 정상적인 상태를 유지하도록 균형을 맞추어 굳게 지키는 일을 가리킨다—과 양생이 적당함을 잃어서 바람, 더위, 습함에 감염되거나 술, 이성관계, 재물, 기운에 의하여 다치는 것이 있다.

일곱 감정(칠정)과 여섯 욕심(육욕)은 안에서 일어나고 음과 양 두 기운은 밖에서 쳐들어오게 되는데, 이것을 가리켜 병은 마음에서 생겨나고 해침은 신체에 대해 공격해 온다고 말한다.

이제 사람들이 쉽게 알고 쉽게 볼 수 있는 예를 들어 그러한 현상을 설명하면 다음과 같다.

사람이 마음으로 불을 생각하기를 오래하면 몸이 더워진다. 사람이 마음으로 얼음을 생각하기를 오래하면 몸이 추워진다. 무서우면 머리카락이 쭈뼛하게 서고, 놀라면 식은땀이 흐르며 두려우면 살이 떨리고 부끄러우면 얼굴이 붉어지며 슬프면 눈물이 나오고 당황하면 심장이 뛰고 기운이 막히면 저리거나 마비—몸의 어느 한 부위나 장기의 기능이 장애를 일으켜 감각이 둔해지거나 없어지는 증세를 마비라고 하는데, 마비는 기혈이 허해서 경맥에 영양 공급을 못하거나 기혈이 한 곳으로 몰리면 생겨난다. 결국 기의 운행이 막히는 경우에 일어나는 현상—가 온다.

신 것을 말하면 침이 고이고, 구린내를 말하면 구역질이 올라오며, 기쁜 일을 말하면 웃음이 나오고 슬픈 일을 말하면 울음이 나온다. 웃으면 얼굴이 예쁘고 울면 얼굴이 보기 흉하게 된다. 또한 낮에 본 것이 있으면 밤에 혼이 꿈을 꾸고 생각한 것이 있으면 밤에 잠꼬대를 한다.

꿈에 남녀가 서로 합쳐지면 정(精)을 흘러 보내게 된다. 만약 놀라서 가슴이 뛰거나 기운이 화를 내어 질병이 생긴 경우에는 심하면 미치게 되어 벌거벗고 담을 뛰어넘거나 지붕에 올라가며, 신을 부르고 귀신을 보는데다가 노래 부르고 춤을 추기도 하며 웃다가 울기도 한다.

이 모든 것이 마음으로 말미암아 생겨나는 것이다.

태백진인—당나라 태백산인 왕원정을 가리키는 듯하다. 호를 청허자라하고 『태백환단』 편 「신선 양생비결」을 썼다— 이 말하기를,

"질병을 다스리고 싶으면 먼저 그 마음을 다스려라. 반드시 그 마음을 바르게 한 다음에야 도—동양철학에서 사용하는 근본 개념 가운데 하나로 도 개념에는 체와 용 두 측면이 있다. 체의 측면에서 본다면, 도는 우주의 근본 원인으로써 '무' 지만 근본 바탕이 있고 절대적이면서도 허공인 내용을 갖는다. 용의 측면에서 본다면 도는 항상성을 지닌 원리, 원

칙으로써 삼라만상의 혼란 없는 운행을 유지하고 그 많은 대립을 통일시키며, 자연이라는 근본 원칙 아래 무위하되 무불위하는 질서 규율이다 ─ 에 터전을 잡을 수 있다."

고 하였다.

병자로 하여금 마음속에서 일어나는 의심, 긴 생각, 짧은 생각, 상상에 속하는 모든 것, 곧 모든 망령된 생각(망념)과 모든 불평불만과 인간관계에서 일어나는 모든 후회할 일이거나 깨우침과 평생 동안 지은 과실이나 죄악을 모조리 쓸어버리게 하면 쉽게 몸과 마음을 풀어놓을[방하심신(放下心身)〕수 있게 된다.

나의 하늘 ─ 자아천 · 도가에서 내단을 수양하는 사람들은 대뇌의 중심부에 있는 상단전을 천궁 또는 천곡이라 부르며 이곳에 신이 자리잡고 있다고 한다─로써 저 떠받드는 하늘─자연계의 하늘, 최고의 인격신─과 합쳐지게 하기를 오래하면 마침내 신으로 응집될(응신) 것이다.

그렇게 되면 자연스럽게 나의 모든 마음과 몸을 통치하는 심군이 넉넉하고 편안해질 것이며 성품의 터전이 평화롭게 될 것이다.

세상사에 일어나는 만 가지 일이 모두 공허하고 종일토록 애써 지어놓은 것이 모두 헛된 환상이었음을 알 것이다.

나의 몸뚱이 모두가 참다운 알맹이가 없는 허깨비 같은 것이고, 화와 복이 모두 존재하지 않으며 생과 사 모두가 하나의 꿈임을 알 것이다. 뒤늦은 듯 진리의 핵심을 깨달아 한순간에 확 풀어져서 마음의 터전—심성의 바탕이 된 곳 마음자리라고도 부르는데 우주의 근본 바탕이기도 한 본성을 가리키지만 양생의 측면에서 본다면 마음과 몸 전체에서 이루어지는 인격을 가리키는 말이라 할 수 있다—이 저절로 맑고 깨끗해지며 질병이 저절로 시원스럽게 나을 것이다.

이렇게만 할 수 있으면 약이 입에 들어가지 않았음에도 병이 벌써 사라지게 되는 것이다. 이것이 진인—수양을 통하여 도를 터득한 경지에 오른 사람을 존경하여 부르는 도가의 용어, 진인이란 말을 처음 사용했을 책으로 생각되는 책은 『장자(莊子)』이다—이 도(道)로써 마음을 다스리고 병을 치료하는 큰 방법이다.

무릇 신인의 가르침은 하늘과 땅에 근본을 두고 마음을 세움으로써 백성을 살리기 위한 생명의 근본을 세우는 것이다.

오직 마음과 하늘이 하나의 이치(하늘과 사람은 하나의 기(氣)이다)를 통하여 얻어지는 것—도, 진리, 근본 바탕, 본성, 성광—만이 홀로 밝아서 길 잃고 헤매는 사람, 마음에게 길을 열어 줄 수 있다. 오직 그 마음과 땅을 하나의 물로써〔청정한 기(氣)〕 적시는 것만이 홀로 신령하여 사람 마음에 덮혀 있는 더러운 것을 씻어낼 수 있다.

그러므로 한 잔의 물로써 의사가 다스리지 못하는 질병을 치료할 수도 있는데, 치료하지 못함이 없는 것이 어찌 물의 신령한 때문이겠는가? 알고 보면 도에 터전을 둔 마음 다스리기의 효과인 것이다.

참으로 이런 이치를 터득한 사람이 아니라면 내가 헛된 말로 사람을 속인다 할 것이다.

노자(老子)도 말하기를, "나의 말은 매우 알기쉽고 매우 실행하기 쉬운 데도 온 세상이 알아내지 못하고 실행해 내지 못한다. 그래서 나를 아는 사람은 드물고 나를 본받는 사람은 귀하다"고 하였다.

또한, "수준이 높은 선비가 도를 들으면 부지런히 그를 실행하고, 중간쯤 되는 선비가 도를 들으면 보존하는 듯도 하고 잊어버리는 듯도 하며, 수준이 낮은 선비가 도를 들으면 크게 비웃어 버린다. 비웃음 당하지 않으면 도라고 생각하기에 부족하다"라고도 하였다.

내관경(內關經, 쓴 사람은 알 수 없으나 수나라에서 당나라로 바뀌는 시대에 나온 것으로 추측되는 책으로 도교에서 심성 수양하는 원리와 방법에 관한 내용이 실려 있다)에서 말하기를, "도를 알기는 쉬우나 도를 믿기가 어렵다. 도를 믿기는 쉬우나 도를 행하기가 어렵다. 도를 행하기는 쉬우나 도를 얻기가 어렵다. 도를 얻기는 쉬우나 도를 지키기는 어렵다. 지켜서 잃지 않으면 오래 살 수 있게 되는 것이다"라고 하였다.

12. 마음 다스리기 〔治心〕

(사단법인 퇴계학연구회 소속 어느 고전 번역가의 번역에 의함)

구선이 말한다. 심이라는 것은 신명(神明)이 사는 집이다. 가운데가 비었고 지름이 한 치를 넘지 않는데 신명이 거기에 살고 있다.

일이나 물건에 마찰 없이 대응하기를, 마치 엉킨 실을 빗질하여 가다듬는 것처럼 하고 갑작스럽게 들이닥친 물을 건너는 것처럼 한다. 때로는 두려운 듯 삼가고 때로는 지난 경험을 거울삼아 행동하며 때로는 기뻐하거나 화내고, 때로는 깊은 생각이나 얕은 생각에 빠지느라 하루 종일 한 치 지름의 공간이 끊임없이 불처럼 타오르지 않는 때가 없다.

그러므로 신(神)이 머무르지 않으면 마음에 좀이 먹고, 밝음이 머무르지 않으면 사리에 어두워진다. (신명은) 전혀 불평, 불만 하지 않고 항상 도(道)와 더불어 일을 꾀하지만 스스로는 깨닫지 못한다.

사람에 따라서는 선(善)하기 위하여 삼간다고 말하기도 한다. 만약 기호심이나 욕심이 한 번 싹트면 바로 선이 아닌 게 되는데 (사람이 그 책임을) 받아들이지 않으려 하는 것은 양심과 서로 다투기 때문이다. 반드시 원망스럽고 분하게 여기는 마음의 싹이 일어나서 나의 적이 되는 것이다.

나의 자존심과 훌륭해지고 싶은 마음이 저 원망스럽고 분하게 여기는 마음을 만나니 어떻게 싸우지 않겠는가? (속에서) 싸움이 그치지 않으니 해로움이 생기는 것이다. 무릇 일곱 가지 감정이니 여섯 가지 욕심이니 하는 것들이 심(心)에서 생기는 경우도 모두 그러하다. 그러므로 심이 고요하면 신명을 통해서 일이 아직 일어나기 전에 먼저 알 수 있다고 말하는데, 그것은 집 문을 나서지 않고 세상일을 알며, 창문을 내다보지 않고 하늘의 원행을 아는 것이다.

대체로 심은 물과 같아서 오래도록 어지럽지 않으면 맑고 깨끗해져서 그 바닥이 환히 보이게 되는데, 그러함을 가리켜 영명(靈明)하다고 말한다.

고요하게 함이 마땅하니, 고요하면 원기(元氣)를 굳게 보존할 수 있어서 만 가지 병이 생기지 않으므로 오래 살 수 있는 것이다.

만약 한 생각이라도 싹트면 신(神)이 밖으로 달려 나가고 기(氣)가 안에서 흩어지며 피가 기를 따라가서 영기를 만들어 내는 생리 기능〔영위(榮胃)〕이 멍청해지고 질서가 깨뜨려져서 백 가지 질병이 서로 쳐들어오게 되는데 모든 것이 심을 원인으로 하여 생긴다.

크게 간추려 말하면 '천군 — 원래 도교에서 사용하는 용어로 천신에게 올리는 제사를 주재하는 제사장을 가리키는 말이었으나 뒤에 뇌부의 신들을 가리키는 말로도 쓰였다. 양생이나 내단을 하는 사람들은 마음이 맡아 총괄하는 일이 그와 같다고 보고는 마음, 또는 마음이 있는 곳, 심원(心源)을 인격화하여 천군이라 하였다 — 을 즐겁게 하면서 기르면 질병이 일어나지 않는다' 는 것이다.

이것이 심(心)을 다스리는 법이다.

13. 정신을 보존하고 기르기﹇保養精神﹈

(사단법인 퇴계학 연구회 소속 어느 고전 번역가의 번역에 의함)

정(精)이라는 것은 신(神)의 근본이고 기(氣)라는 것은 신의 원천이며 형체(形)라는 것은 신이 살고 있는 집이다.

그러므로 신을 지나치게 써 버리면 (그 집이) 비어 있게 되고 정을 지나치게 써 버리면 (근본이) 말라 버리며, 기를 너무 지치게 하면 (원천이) 끊어진다.

이러한 까닭으로 사람으로 생명이 있다는 것은 신이 비어 있지 않았다는 말이고, 형체가 유지되고 있다는 것은 기가 끊어지지 않았다는 말이 된다.

만약 기가 쇠약해지면 형체가 줄어들게 되는데 (그러고서도) 오래 살기를 바랐다는 사람은 아직 들어보지 못했다.

무릇 유(有)인 것은 무(無)를 원인으로 하여 생기고 형체는 신이 있어야만 성립되니, 유인 것이 무가 깃들이는 집이듯이 형체라는 것은 신이 사는 집이다.

혹시라도 집을 온전하게 하여서 삶을 편안히 하고 육신을 보수하여서 신을 기르지 않는다면, 기가 흩어져 허공으로 돌아가서 떠돌아다니는 혼(魂)으로 변하였다가 촛불에나 찾아가게 됨을 면할 수 없을 것이다.

초가 다 타면 촛불이 살아 있을 수 없듯이, 이것을 제방에 비유하자면 제방이 무너지면 물이 보존될 수 없다는 것이다. 육신이 지치면 신이 흩어지고, 기가 지치면 생명이 끝나며 형체가 메마르면 신이 쓰러지는데, 신이 쓰러지면 정령(精靈)이 되어 떠돌게 된다.

이미 떠돌게 된 것은 돌아올 기약이 없고 이미 썩어버린 것은 새로 살아날 이치가 없다. 그러므로 떠돌게 되는 것을 혼(魂)이라 하는데 그것은 양에 속하고 썩어버리는 것은 백(魄)이라 하는데 그것은 음에 속한다.

신은 기를 마셔서 약으로 삼는 능력이 있고 형체는 음식을 먹어서 기를 얻는 능력이 있으니, 기가 맑으면 신이 맑고 밝아지지만 형체가 지치면 기가 흐려진다.

기를 마셔서 약으로 삼는 것은 천이든 백이든 죽지 않으므로 육신조차 하늘을 날게 되지만 곡식을 먹는 것은 천이든 백이든 모두 죽으므로 형체가 땅으로 돌아가는데 사람의 죽음이 그러하다. 그러므로 형체는 땅으로 돌아가고 혼은 하늘로 날아가며 백은 우물로 떨어져 내린다.

물과 불이 나누어 흩어져서 각각의 근본 되는 곳으로 돌아가니, 살아서는 같은 몸이었지만 죽어서는 밀치고 버리게 된다.

날아가고 가라앉음이 각각 다름은 타고난 대로 저절로 그렇게 가는 것인데, 비유하자면 한 그루의 나무를 불로써 태우자 연기는 위로 올라가고, 재는 아래로 가라앉음이 또한 저절로 그렇게 되는 이치인 것과 같다.

무릇 신명(神明)이라는 것은 삶과 변화의 근본이고 정(精)·기(氣)라는 것은 만물이 바탕이니, 그 형체를 온전하게 하면 살고, 그 정·기를 기르면 본성과 생명이 오래 보존된다.

『활인심방(活人心方)』의 저자는 활인심 서문 주해에서 활인(活人)이란 사람을 살린다는 뜻이고, 이는 질병을 예방하거나 걸린 병을 치료하여 건강을 유지함으로써 오래 살 수 있게 한다는 것이며, 대체로 양생(養生)이라는 말과 같은 뜻으로 쓰이고 『여씨춘추』「절상(節喪)」에서는 '생을 해치지 않는 것을 양생이라 말한다'고 했다.

현대 의학자들도 대체로 사람은 본래 125살까지 살 수 있도록 생명을 갖추어 태어나지만 태어난 뒤에 생활을 잘못하여 그 생명을 단축시키는 것이며, 생명을 해치는 잘못된 생활로는 대체로 정서생활, 음식 섭취, 일상 기거, 성생활, 노동, 위생 등에서 올바른 태도와 이치를 잃고 정도를 지나치는 것을 그 예로 들고 있다고 했다.

한편으로는 근심, 걱정, 슬픔, 추위와 더위가 급작스럽게 변하는 것, 기쁨, 즐거움이 지나치는 것, 분노를 풀지 못하는 것, 생각을 많이 하고 억지로 기억하는 것, 원하는 것을 급히 이루려고 하는 것, 성생활의 과도 등 자연의 생리적 이치를 거스르는 것을 말하기도 하고, 능력 밖의 것을 애써 생각하고 욕심을 급히 이루려하며 말을 많이 하고 수면과 호흡이 불규칙하며, 능력 밖의 힘을 쓰고, 심하게 술에 취하며, 숨차게 달리고, 목소리를 높여 소리치거나 자연의 생리적 이치에 어그러지는 것을 말한다고 했다.

장생구시 하는 수양이란 주로 정(精)을 보존, 보충하고 기(氣)를 깨끗이 해서 강화시키며 신(神)을 안정시키는 등의 일인데, 그 가운데 정서 생활(마음)을 잘 다스리는 것이 중요한 위치를 차지하고 있다고 했다.

정서를 다스리는 일 중에는 활인심 서문에서 말하고 있는 기를 조절하고, 입맛을 담박하게 하며, 즐기고자 하는 욕망을 줄이는 일이 포함된다고 했다.

기란 쉽게 말하면 생명 현상을 가능하게 하는 에너지라고 할 수 있겠고, 생리 기능이나 그 현상은 기의 추동, 온양, 방어, 교섭, 전화하는 작용 또는 승강 출입하는 움직임으로써 설명하고 있다.

만약 기와 혈이 서로 조화를 이루지 못하거나 그 흐름이 막히게 되면 곧바로 생리 기능에 혼란이 일어나서 질병을 일으키게 되는 것이라고 했다.

양생가나 도가들이 지니고 있는 관점을 살펴보면, 심은 마음과 심장 두 가지 뜻으로 쓰이는데 마음의 뜻일 때는 일상 생활에서 작용하는 구체적 마음을 가리킬 경우도 있고, 본심을 가리키는 경우도 있으며, 심장의 뜻일 때는 해부학적인 심장을 가리킬 경우와 심장과는 다른 어떤 곳을 가리킬 경우가 있다고 했다.

신자도 또한 구체적인 정신작용이나 장부의 작용을 가리킬 때도 있고, 원신(元神)의 의미로 쓰일 때가 있다고 했다.

성자도 또한 구체적인 성질 또는 성품을 가리킬 때와 본성을 가리킬 때가 있다고 한다.

결국 유불도 3교의 상호간 교류와 융합을 통하여 본심, 자심(自心)과 원신과 본성, 자성(自性)은 그 가리키는 바에 서로 다름이 없는 용어로 사용해 왔던 것이라 한다.

"심은 여러 장부의 어른으로서 신이 사는 집이다."

"신은 심에서 통제하고, 기는 신장(腎臟)에서 통제하며, 신체는 머리에서 통제한다. 신체와 기가 서로 어우러지는데 신이 그 속에서 주장 역할을 하는 것이 삼재의 도리다(호위역도 명변 3권 주역 참동계)"의 내용이라고 말하고 있다.

이어서 저자는 원나라 때 도사 이도순의 중화집에는, '성과 신은 함께 심에 매여 있다'라고 말하면서 심이 수양의 주체이고, 성과 신은 수양을 통하여 밝혀지는 바라고 주장하면서, 만약 심이 없으면, 성이니 신이니 하는 모두가 앉을 자리가 없어지므로 심으로써 근본 터전을 삼아 심을 제어하는 과정을 통하여 신을 연마하는 것이 옳다고 하고 있다.

심이 안정되면 신이 온전해지고 신이 일단 완전무결하게 되면 성이 저절로 찬란히 빛나게 되니, 신을 온전하게 하여 성을 원만하게 이루는 공부가 알고 보면 같은 단계의 공부라는 것이 『중화집』의 취지라고 하고 있다.

이어서 원나라 때 도사 목상조의 시문집인 『현종직지 만법 동귀』에서는, '성이란 죽은 듯 쓸쓸하고 움직임이 없는 진공이다. 신이란 그러한 진공속에서 묘하게 존재하면서 신령하게 통하는 것이다. 성과 신이 있기 때문에 아무 것도 없는 속에서 감응하여 통하게 되는 것이다.

심이란 성이 작용함에 있어서 중심축이자 신의 작용이 실현되는 틀이다. 축과 틀이 움직이지 않고 고요하면 성과 신이 안정되고, 그것이 움직이면 성과 신이 흔들리게 된다. 비록 두 가지 작용을 말하고 있을지라도 하나의 바탕을 떠난 것이 아니다.

성은 스스로 신령할 수 없어서 신이 신령하게 하고, 성은 스스로 통하지 못하여서 신이 통하게 하는데, 그 성을 안정시키거나 그 신을 통하게 하는 것이 심이다.

모든 사물은 심으로 말미암지 않음이 없는 것이다.'

라고 하고 있다고 했다.

이처럼 심과 성의 관계에 대해 『중화집』에서는, '성이 심보다 먼저 있고, 심이 성으로부터 생긴다' 라고 말하는 것은 구체적 현상으로서의 마음〔心〕이 본성으로부터 생긴다는 의미로 풀이 된다고 하고 있다.

이와 관련된 유가의 말로는 『맹자』에 나오는 '그 마음을 다한 사람은 그 성을 안다' 는 대목이 있다고 한다.

한편으로는 내단 수양을 실천하는 사람의 입장에서는 전통적인 철학이론을 떠나서 내단 수양을 해보면 마음이 근본 바탕이고, 성은 마음이 신령한 경지에 이르러서 드러내는 마음의 기능으로서의 깨달아지는 경향이 있으므로 마음이 성보다 먼저라고 주장하고 있다고 한다.

그리고 뒤에는 전통이론과 내단 수양의 경험을 종합하는 입장(청나라 설양계가 쓴 『매화문답편』)에는, '마음과 성의 관계는 원래 나눌 수가 없다. 그 주재하는 편으로 말하면 마음이라 하고, 그 만물을 생육하는 이치를 갖춘 편으로 말하면 성이라 하는 것이다.

마음은 밝힐 수 있은 뒤에야 볼 수 있고 성은 깨달은 뒤에야 회복할 수 있을 뿐이다.

마음을 말하면 성이 그 속에 이미 있으니 마음을 밝힌 뒤에 성을 보게 되고, 성을 깨달은 뒤에 그 마음을 알게 되고, 그 마음을 다한 뒤에 그 성을 알게 된다'는 것이라 한다.

이어서 저자는, '마음자리(性)가 고요하면 정서(情)가 가라앉는다'는 의미는 일반적으로 성이 피어나는 정은 성이 움직이지 않고 고요하면, 피어날 여지가 없는 것이어서 생리적 교란이 일어날 요인이 없어진다는 주해를 하고 있다.

뒤이어 '마음이 움직이면 신(神)이 피로해진다'는 마음과 신은 대체로 같은 것을 가리키는 말인데, 특히 마음이 움직여 신이 피로해진다고 말할 경우에 마음은 밖으로 드러나는 구체적이고 심리적인 현상으로서 희로애락이나 사리분별 등을 뜻하고, 신은 밖으로 드러나지 않고 무의식적으로 작용하는 생리 현상 내지 마음의 신령한 능력, 곧 호르몬의 분비나 면역력의 작동을 조절하는 자율신경계의 기능을 가리킨다고 보아도 좋다고 하고 있다.

따라서 이 구절은 심리적 동요가 일어나면 자율신경계의 기능이 그에 따라 피곤해진다는 뜻으로 주해하고 있다.

'참된 것(眞)을 지키면 기를 통솔할 능력(志)이 속으로 가득 차 있게 된다.'는 의미의 주해에서는 『운급칠첨』의 「상청황 청내 경경」「현원(玄元)」장 해설에 '훈(一)이라는 것은 존재 가 없는 그 무엇을 가리키는 말인데, 마음이 맑고 담박하면 터득할 수는 있으나 눈으로 볼 수는 없다. 참된 것을 지키는 공부를 하여 기를 통솔할 능력이 속으로 가득차면 저절로 돌 아오는 것이다'라는 말이 있다.

참되다는 말은 결국 수양을 통하여 얻는 근본 바탕의 본심, 본성, 원신 상태를 가리킨다고 보아야 하며, 심성의 근본 바 탕을 수양하면 기를 통솔할 수 있는 능력이 충족된다는 뜻으 로 풀이 된다고 하고 있다.

'바깥 사물을 따르면 마음의 초점(意)이 제자리를 벗어나서 옮겨간다'는 글귀의 주해로는, 사람은 눈·귀·코·혀·피 부와 같은 감각기관에 와 닿는 현상이 있으면 그에 감응하도 록 되어 있고, 이러한 현상에 감응하면 어쩔 수 없이 마음의 초점이 순간이나마 그 현상으로 옮겨가지 않을 수 없으며 정 상적인 심성 위에 굳은 의지력이 이루어져 있지 않는 한, 쉽 사리 욕심을 일으켜서 현상에게 마음을 빼앗기게 되고, 그렇게 된 나머지 마음의 초점이 온통 그 현상에만 매여 있게 되는 것이라고 풀이하고 있다.

'마음의 초점이 제자리를 벗어나서 옮겨가면 신(神)도 달려나간다'의 주해에서는 마음이 동요하면 자율신경계의 기능이 피곤해진다고 한 것과 같은 맥락에서 그 이유를 말한 대목이라고 보며, 마음의 초점이 나의 신체 안에서 진행되고 있는 생리 현상의 조화에 맞추어 있지 않고, 밖으로 나가면 자연히 마음의 동요가 일어난다.

마음이 사물의 유혹에 빠져 있으면 무의식적으로 생리작용을 원만하게 조화시키고 있는 마음의 신령한 능력조차 나도 모르는 사이에 그리로 달려가느라—예컨대 눈으로 어떤 물건을 보고 있을 때 마음으로 그것을 보려고 해야 보이지, 마음이 그 물건으로 향하지 않으면 보아도 보이지 않는데, 그 이유는 눈을 통하여 마음의 신령한 능력인 신이 그 물건으로 가서 작용하느냐, 하지 않느냐에 달려 있기 때문이라고 생각하는 것과 같다—피곤해지고 만다고 풀이하고 있다.

이는 『운급칠첨』「연주(連珠)」에서 '눈과 귀는 색깔과 소리에 이끌리고 코와 입은 향기와 맛에 젖어 있으며, 육신이 편안함에 빠져 있으면 정신이 치날려 나가서 나를 지키지 않고 마음의 통솔력이 없어져서 오장의 조화가 깨진다.

그러면 밖에서 즐기고자 하는 욕심이 몸을 거칠고 방탕한 마음의 물결이 넘실거리고 이해타산과 시시비비로 날을 보내게 된다'라고 말한 것과 맥락을 같이 한다고 했다.

그리고 '신이 달려 나가면 기가 흩어진다'의 주해에서는 양생가는 생명 현상을 정(精)·기(氣)·신(神)이라는 개념으로 설명하는데, 기는 생명에너지라고 볼 수 있고, 정은 기의 결정체 또는 기의 근원 물질이며, 신은 생명 현상을 유지하는 신령한 기능을 가리키는 바, 정·기·신은 삼위일체의 관계를 이루고 있어서 어느 하나가 왕성해지면 다른 것도 왕성해 지지만, 어느 하나가 쇠약해지면 다른 것도 쇠약해지므로 신이 유혹에 이끌려서 밖으로 달려 나가면 안에서 기가 흩어짐은 당연하다고 풀이 하고 있다.

뒤이어 '기가 흩어지면 병이 생기고, 병이 생기면 다치거나 죽는다'의 주해로는, 기가 흩어진다는 것은 정상적인 생리 현상에 교란이 일어난다는 뜻이다. 그러므로 바로 질병으로 됨은, 신이 편안하고 고요하면 질병의 원인이 작용할 수 없게 되지만, 만약 기가 정상적으로 운행하지 않거나 부족하게 되면 정과 신도 교란되거나 쇠약해져서 사약한 기운이 침범하여 건강을 흔들어 놓기 때문이며, 양생의 문제는 정상적인 생명현상의 유지 곧, 정·기·신을 부족함이 없게 하는 방법에서 그 해답을 찾아야 한다고 풀이 하고 있다.

또한 『활인심방(活人心方)』의 저자는 그 활인심상 본문 주해에서, '병이 마음으로 말미암아 생기고 세상일이 마음으로 말미암아 만들어진다'고 한다.

이러한 관점은 불가의 유식론이나 유가, 도가, 일반 동양철학의 심성론에 들어가서는 마음이 세상 모든 현상의 근원이라는 점에 동의하고 있다고 하면서 질병은 장부가 작용함에 있어서 이상이 생겨 나타난 현상이다.

장부는 인체의 각 순환계, 호흡계 같은 생리학적 구조와 기혈·진액·골육·피부 같은 해부학적 조직을 담당할 뿐만 아니라 희로애락 같은 감정과 혼·백·정·신 같은 심성 요소에도 영향을 미쳐서 오장육부 전체가 하나의 생명을 유기적으로 움직이고 있다.

그러므로 질병은 생리적 이상으로만 나타나지 않고 언제나 심성의 이상과 함께 나타난다고 말하면서 모든 장부의 주장이 되는 장기가 심(心)이어서 심군(心君)이라고 부르며, 심(心)에는 정·신·혼·백을 말할 때의 신(神)이 깃들여 있다고 하고 있다.

또한 마음이 병들면 정신에 질병이 생기는 것은 물론 생리와 신체에도 병이 나는 예를 흔히 볼 수 있다고 했다.

'하늘과 땅의 꾸짖음을 당하였기 때문에 이러한 질병에 이르는 것이다'의 주해에서는, 하늘이 사람의 일에 들어와 작용하고 사람의 행위 또한 하늘에 감응한다는 '천인 감응론'의 한 내용으로서 사람이 하늘과 하나라는 중국 고대철학의 기본 사상에 뿌리를 둔 것이다.

'천인감응론'의 한 예로 도종의의 『설부』 「사칙(士則)」에서는, '하늘의 형벌이란 무엇인가? 사람이 주는 형벌이나 상은 그 몸을 벌하거나 상 주지만, 하늘의 형벌이나 상은 그 신(神)을 벌하거나 상 준다. 그러므로 하늘의 상을 받은 사람은 그 신이 한가롭고 고요하여 편안히 즐겁게 그 타고난 명을 다 마칠 수 있고, 하늘의 형벌을 받은 사람은 그 신이 힘들고 괴로워서 시름과 고난 속에 그 생을 일찍 끝마친다'라고 말하고 있다고 전했다.

이어서 저자는 중국의학을 포함한 동양의학은 사람의 생리를 음양오행이라는 철학적 원리를 근거로 하여 몸 전체가 유기적으로 작용한다는 틀 안에서 파악하고 있는 바, 이는 사람의 생리를 큰 틀 안에서 경락이라는 신비한 조직의 기능으로 한데 묶어서 파악하고 있다고 부연 설명하고 있다.

따라서 경락의 기능으로 나타나는 생리가 유기적으로 균형을 유지하는 상태를 건강하다고 하고, 그 상태가 깨져 건강이 회복되지 못하고 있는 상태를 질병이라 한다.

질병의 원인에는 몸 바깥의 것과 몸 안의 것, 그리고 이도 저도 아닌 것이 있는데 몸 바깥의 것은 자연계에서 사람의 몸을 둘러싸고 있는 온도, 습도의 변화에 따라 형성되는 여섯 가지 기운인 육음(六淫) 또는 육사(六邪)라 부르는 것이다.

추위와 더위, 습함과 건조함 그리고 맹렬한 더위(火)와 바람(風)을 가리키고 여기(유행성 질병의 원인)는 주로 입과 코를 통하여 몸 안으로 들어와서 질병을 일으킨다고 했다.

몸 안의 것으로는 일상생활 중에 일어나는 감정인 희(喜)·노(怒)·애(哀)·구(懼 또는 樂)·애(愛)·오(惡)·욕(欲) 또는 희(喜)·노(怒)·우(憂)·사(思)·비(悲)·경(驚)·공(恐) 일곱 가지로 분류한다.

이 칠정은 정상적인 생활 속에서는 생리적으로 자신을 보존하는 역할을 담당하면서 해로움이 없지만, 어떠한 계기로 어느 하나의 감정이라도 정도가 지나치거나, 심해진 상태로 오래 지속되면 생리적으로 조절되는 범위를 넘게 되어 생리의 음양오행 관계 곧, 장부 기혈의 균형과 조화를 깨뜨리고 내상(內傷)을 일으켜 질병 상태로 넘어가는 것이다.

사람이 화를 내면 기(氣)가 위로 올라가고, 두려우면 기가 내려가며, 기뻐하면 기가 느슨해지고, 놀라면 기가 위축된다. 슬프면 기가 흐트러지고, 생각하면 기가 소모되며, 근심하면 기가 뭉친다.

『황제내경』에 의하면, 이러한 감정은 각각 심·신·간·폐·비인 오장에 생리적으로 밀접하게 귀속되어 있어서 기뻐함은 심장, 화냄은 간장, 생각함은 비장, 근심함은 폐장, 두려워함은 신장과 맺어져 있다고 했다.

몸 밖의 것도, 안의 것도 아닌 것으로는 음식의 부적절함, 피로, 성행위의 부적절함, 기생충, 독성 물질의 흡수, 자연이나 인간으로부터의 침해 및 유전적 피해 등을 들 수 있다고 했다.

결과적으로 어떤 개인이 여러 가지 병의 원인을 가지고 있는데도 생명력이 강하여 생리가 유기적으로 균형을 유지한다면 질병이 되지 않는다. 주심론(主心論)의 입장에서 보면 생명력은 곧 마음의 힘이기에, '병은 마음에서 생겨나고 해침은 신체에 대해 공격해 온다'라고 할 수 있다고 했다.

그리고 수양의 과정을 말하는 가운데 마음과 몸을 풀어놓는 방법과 그 결과를 몇 가지씩 예로 들면서 그것이 〔방하심신(放下心身)〕 깨달음에 이르기 위한 조건이라 했고 깨달으면 질병은 없어진다고 한다.

사람의 생리는 긴장과 이완이 교묘하게 잘 조화되어 있을 때 건강하고 중추신경계에는 자율신경이 있어서 자연의 이치에 따라 생리 상태를 일정하게 유지하면서 건강을 지키는데, 자율신경에는 이른바 교감신경과 부교감신경이 있어서, 다시 장부를 비롯한 모든 장기는 긴장과 이완을 조절하고 있다. 그러므로 교감신경은 흥분된 상태로 만드는 역할을 맡아서 생리기관들을 긴장시키고, 부교감신경은 진정상태로 만드는 역할을 맡아서 생리기관들을 이완시킬 때 교감신경으로 인한 흥분, 긴장상태가 이완되지 않고 그대로 지속되면 이른바 스트레스라는 것이 되어 마침내 질병에 이르게 된다고 했다.

이어서 저자는 '마음다스리기(治心)의 주해에서는, '딱히 심장도 아니고 마음도 아닌 지름 한 치되는 곳'을 심이라고 하고 있다면서, 심은 육신과 정신을 통괄하는 기능 자체를 가리키기도 한다. 또는 그 기능을 맡고 있는 어떤 핵심조직이 있다는 생각 하에 그 조직 자체를 가리키기도 하는데 대체로 심장계통의 기능이나 심장계통 전체를 이른다고 해도 크게 틀리지 않는다고 했다.

고대에서는 이미 이러한 특징을 간파하고서 심이라는 말과는 다른 신명(神明)이라는 전문용어를 사용하였다. 신명이란, 글자 그대로 신비하고 묘하여 모든 것에 밝게 통한다는 의미이며 때로는 천지신명이라는 말과 자연계의 어떠한 능력을 가리키기도 하고 때로는 마음의 그러한 능력을 가리키기도 한다.

활인심은 독립된 장을 마련하여 앞에 언급한 내용 중, '심이 고요하면 신명에 통한다. 고요 하면 원기(元氣)를 굳게 보존할 수 있어서 만 가지 병이 생기지 않으므로 오래 살 수 있다. 만약 한 생각이라도 싹트면 신(神)이 밖으로 달려 나가고 기(氣)가 안에서 흩어지며, 피가 기를 따라가서 질서가 깨뜨려지고 백 가지 병이 서로 쳐들어온다' 는 표현은 재차 중요함을 밝힌 사항이라고 풀이 하고 있다.

저자는 끝으로 '정신을 보존하고 기르기(保養精神)의 주해에서는, 정(精)·기(氣)·신(神)은 동양의 양생의학 내단 분야에서 가장 기본이 되는 개념으로 인체의 생명활동의 전 과정에 걸쳐 핵심이 되는 3대 요소로서 전통적으로 이 세 개념을 가지고 인체의 다양한 생명활동을 설명한다.

그리고 양생·보건·의료·내단의 이론 체계를 세웠던 것이며 과학이 발달한 현내에도 그 중요싱을 옛날 그대로라고 말하고 있다.

정(精)은 껍질을 깔끔하게 벗기고 남은 곡식 알맹이라는 뜻이다. 인체의 속 알맹이·영기·정력·정신·정액·신령·귀신 등을 뜻하기도 하였는데 생명력의 근본 요소라는 뜻으로 정립되었다.

양생에서 정이라고 할 때는 신장 사이에 갈무리되어 형체가 있으며, 피와 진액에 속하지 않는 것으로써 기의 알맹이라는 뜻이 짙다. 정은 피, 진액과 근원이 같고 소화된 음식과 호흡된 기가 융합한 종기(宗氣)라는 것을 근원으로 하며 정이 충족되면 피와 진액이 충족해지고, 피와 진액이 충족하면 정이 충족해지는 관계를 미루어 정이 쌓이면 일정 조건 아래에서 신으로 변화한다. 그 반대로 신이 쌓이면 기가 생기고, 기가 쌓이면 정이 우러나는 관계 또한 맺고 있다고 했다.

건강을 지키려는 사람은 결국 정을 잘 생성하고 지켜서(최소한 과도히 소모하지 말고) 충족하게 된 피가 몸의 각 기관에 영양을 잘 공급하여 순환과 신진대사가 잘 이루어지면 원정을 보존하여 원기와 원신이 훼손되지 않게 해야 한다. 양생을 목적으로 하는 호흡이나 마음의 고요함과 초점을 모아 지키기나 도인체조 같은 수련 방법들은 기를 기르고 신을 맑게 하기도 하지만 바로 이 정을 잘 생성해서 지키려는 노력이라고 하고 있다.

기(氣)라는 글자의 뜻은 '어떤 기운'이라는 것으로 일반적으로는 공기, 수증기, 기후, 기세 등과 같이 쓰이며, 고대부터 철학자들에 의하여 '모든 물질과 현상에서 궁극적인 기초가 되는 어떤 것'이라는 개념으로 사용되었다.

의학이나 양생학에서는 당연히 인체 생명의 궁극적 근본이 되는 어떤 것을 가리키는 용어로 썼는데 때로는 오운육기,

사기, 독기 같이 생명 활동의 환경이 되는 자연계의 기운을 가리킬 때도 있다고 했다.

결국 정과 내용이 비슷한 용어이지만, 정은 물질 곧, 알맹이라는 뜻이 강한데 비하여 기는 존재하기는 하지만 그 자체는 인식될 수 없고, 인식되는 기의 작용은 곧 어떤 현상의 원동력이라는 뜻이 강하다고 했다.

따라서 생명활동의 각종 표현은 기의 작용이라고 이해하는데 기의 작용에는 각종 메커니즘을 움직이게 하기(추동), 따뜻하게 기르기(온양), 외부 침입에 저항하기(방어), 굳고 뭉치게 하기(고섭) 등이 있음을 알 수 있다고 했다.

인체의 기는 인체에 있는 경락을 따라서 가장 말단의 세포핵에서부터 중추신경계의 골수나 오장육부의 속에 이르기까지 몸 전체를 흘러다니며 모든 생명 활동, 곧 순환계의 순환과 신진대사, 세포의 생성 소멸을 가능하게 한다.

기는 한편으로는 이러한 생명 활동 속에서 소모되지만, 한편으로는 그 생명 활동으로 다시 보충된다고 한다. 살아 있다함은 이들 기의 운동 형식이 서로 균형과 조화를 잘 이루어 생명현상을 유지한다는 말이라고 했다. 따라서 기 흐름의 각 형식에 과불급이 일어나거나 각각의 형식 사이에서 부조화와 불균형이 일어나면 질병이 생긴다고 한다.

부모의 두 기가 합쳐져서 나에게 이어진 것으로 내기의 근원이라는 원기는 생명력과 성품의 가장 근본 바탕이 되며, 이 원기 역시 소모되기도 하고 보충되기도 하는데, 신장 및 신경(腎經)과 주된 관련을 맺고 특히 명문에 갈무리되어 있다.

종기란 태어난 뒤에 몸 밖에서 들어와 받아들여지는 기 가운데 가장 으뜸이라는 뜻인데, 공기와 음식물로 말미암아 이루어지고 혈맥을 따라 몸 구석구석까지 에너지원으로 공급된다. 특히 폐가 호흡하고 심장이 혈액을 공급할 수 있게 하면서 결국 모든 장부가 각자의 기능을 수행하게 된다.

원기와 종기의 관계로 보면 원기가 종기를 형성하면서 소모되면 형성된 종기가 다시 원기를 보충하고, 왕성하게 하는 밀접한 연결고리를 이루고 있다.

인체의 기에는 생명현상을 일으키는 각 기관과 조직에 영향을 공급하여 기른 기, 곧 영기와 생명 현상을 해치는 모든 요소나 환경으로부터 그것을 방위하는 기, 곧 위기(衛氣)로 구분할 수 있다고 한다.

또한 기는 도(道)의 발현된 덕(德)과 같은 개념으로써 성정(性情)이나 심리 현상에서도 근본이 되며 음양오행 이론에 따라서 분화된다고 일반적으로 인정하고 있다.

인체의 모든 질병 현상은 외부의 병원체(병균 같은 음사) 또는 환경(한, 난, 조, 습)에 감염되거나 감정(칠정)에 교란이 일어나거나 생리적인 무리(음식, 기거, 노동)가 생길 때 일어난다. 이는 결국 기의 정상적인 생리 작용(승, 강, 출, 입)이 손상되어 파괴되는 현상이라 할 수 있다. 그리고 질병을 치료하거나 예방하기 위해서는 조기, 곧 기의 승, 강, 출, 입이 정상화를 유지하는 것이 중요하다.

조기를 위해서는 양정이 먼저 되어야 하고 나아가서 신이 순수하게 유지되어야 한다고 했다.

의학이나 양생에서 신이란, 정을 근원 물질로 하고 기를 원동력으로 하여 이루어지는 생명 현상을 그 유기적 전체로 파악하여 일컫는 개념이기도 하다. 또는 이러한 생명 현상을 주재하는 무엇이라는 뜻으로도 사용한다.

정, 기가 그 기초며 종기가 유지해 주고 있음은 물론이다. 신도 기와 마찬가지로 인체의 모든 장부와 관절에서 각각 독특한 기능을 하고 있어서 때로는 장부의 신, 관절의 신으로 분류하기도 하지만 그 가운데 으뜸인 것은 어느 경우에나 원신이라고 했다.

정, 기, 신의 관계를 파악해 본다면 기체가 액체로 변할 수 있듯이 기가 충족되면 정이 생기고, 반대로 액체가 기체로 변하듯이 정이 왕성해지면 다시 기가 자라게 된다.

신은 정이나 기가 충족되면 자란다. 정과 기는 신을 얻으면 그를 받들고 따른다고 하고 있다.

6부

목이 쉰 뻐꾸기의 절규

14. 오월이면 들려주는 두지골 목 쉰 뻐꾸기의 사연

그 시기가 확실치는 않으나 아마 2002년부터 2003년 사이의 일이라 짐작된다.

필자가 그쯤에서는 법무사 일을 완전히 정리(폐업 처리함)한 상태여서 전적으로 함양군 안의면 두지골(두평마을 위 연못가)에 있는 필자의 고로쇠농장에서 농사일을 전념하던 때여서 평소처럼 잡초를 뽑으며 밭일을 하고 있던 5월 초순에서 하순 사이의 어느 날이다.

무심결에 일을 하다 말고 가만히 들어보니 뻐꾸기 우는 소리였지만 좀 색다른―낭랑한 그 울음소리가 아니고 온힘을 다해 겨우 그 울음을 내는 듯한―울음소리 같았다. 계속해서 울던 그 소리는 조금 시간이 지나자 뻐꾹! 하고 연이어지는 그 두 번째 울음은 목이 쉬어 겨우 나오는 듯한 울음소리로 들렸다고 생각된다.

그리고 한참 동안 들리지 않던 그 뻐꾸기의 울음소리는 또 이어졌지만 먼저와 같은 일련의 상황이 반복되어 나타났던 것 같았다. 그리고 오랫동안 울음을 계속하지 못하다가 한두 번 울기 시작해도 이내 그때마다 중간에 그 울음이 끊어져 버리는—심한 표현으로는 듣는 이의 가슴이 답답할 정도의 쉰 목소리의 울음—울음을 울곤 했는데, 시간이 흐르며 더위가 점차 심화될수록 그 정도가 심해졌던 것으로 기억된다. 그 뒤에도 역시 같은 상황이 계속되어 그때마다 특이한 울음소리 때문에 필자의 기억 속에 뚜렷이 각인되었다고 본다.

　최근, 그러니까 금년에도 이 뻐꾸기는 아마 그 시기쯤(5월 초순부터 하순 사이)에서부터 필자의 농장 근처 연못가에 와서 울음을 울었던 것으로 기억된다.

　그 중 제법 생생한 필자의 기억으로는 금년 7월 2일쯤의 일이라고 생각된다. 그때의 이 뻐꾸기의 울음소리는 뻐꾹! 하고는 단 두 번째의 그 울음조차도 계속해서 울지 못하고 뭔가 목에까지 올라온 그 무엇을 뱉어내지 못하는 듯 쉰 목소리를 가다듬어 다시 울음을 울어보려는 듯, 한참 시간을 보내고 난 뒤, 또 다시 뻐꾹! 하고 외쳐보았지만 이번 역시 단 두 번째의 울음소리를 끝내 내지 못하고는 어디론가 날아가 버린 듯했다.

　점심시간 때쯤 되어 필자가 고사리밭의 잡초를 제거하년 일을 대략 끝내고, 거의 매일이다시피—필자는 법무사 일을 모두 정리하고 난 뒤부터는 가족들 보기도 민망하고 해서 일년 내 가장 추운 20~30일 정도만 빼고는 거의 하루도 빠짐없이 이곳저곳 필자 소유의 땅이 자투리라도 있는 곳이면 여지

없이 찾아 헤매기를 근 8여 년을 계속했으며 그 가운데 필자의 작업복 빨래는 필자가 손수 해결한다는 철칙을 세워 실행하고 있다—등상용 배낭이나 큼직한 여행용 가방 등에 싸가지고 온 도시락—1인용 보온밥통에 서목태, 보리쌀을 섞어 지은 밥과 지금은 잡동사니 된장국이지만 이른 봄철의 향긋한 냉이, 햇쑥 등을 넣어 끓인 된장국, 부드러운 햇쑥을 뜯어 만든 소위 쑥털털이의 맛은 잊을 수 없음—을 비우고 있는데, 조금 전 그 뻐꾸기가 필자의 농장 거처인 움집이나 다름없는, 중고 함석지붕에 진흙 토담집으로 겨우 쪽방 행색을 꾸민 그곳 뒤쪽, 염씨네 아주머니가 농사짓는 베다 남은 어느 밤나무 가지에서 또다시 그 울음을 시도하는 듯하였지만 이번에도 역시 낭랑한 울음은커녕 심한 허스키 여자의 쉰 목소리와 별반 다를 바가 없었다.

하지만 이번에는 그래도 제법(3, 4번의 연속된 울음) 그 울음을 울었지만, 그 이상은 더 울음소리를 내지 못하였고, 몇 번을 더 시도해 보려는 듯하더니, 제 딴에는 민망하다는 듯, 아니면 그의 처절한 숨겨진 사연들을 애써 전해주려는 그 마음을 모두 다 전했다는 듯, 이내 그 소리는 영영 끊어져 버렸다.

필자는 그 사이 여기 일은 조금 일찍 끝내고 다른 곳(학동마을)으로 가 봐야겠다고 마음먹고, 그곳을 떠나면서 행장을 꾸려 두지골 아래 저수지를 지나 이씨네 사과밭 농장을 막 지나려 할 때쯤 어디선가 새 한 마리가—필자의 눈에 비친 생김새가 뻐꾸기로 보였음—지나가는 길 옆에 서 있는 전신주에 앉아 곧 울음을 울자마자 필자는 그 울음소리가 독특한 울음소리의 음색 등으로 미루어 필자의 고로쇠 밭 연못가 어디에서 울음 울던 그 뻐꾸기임을 금방 알아차릴 수 있었다.

이번에도 그 울음을 몇 번 시도하는 듯하더니 맘대로 잘 되지 않아서인지 금방 횡허니 날아서 필자가 걸어가던 길 앞쪽 한태(두항)마을 뒤쪽 산등성이로 가 버렸다.

뭔가 모르게 제 딴에는 애틋한 그 사연을 사람이라면 말은 못해도 몸짓, 발짓 등으로 쉽게 전해 주련만! 단말마의 처절한 그 울음으로, 그것도 악을 쓰며 울뿐! 뜻을 전해주지 못하는 듯한 그 뻐꾸기가 자꾸만 필자의 눈앞에 아른거렸다.

저 뻐꾸기가 어쩌면 지금부터 47년 전, 필자 나이 12살이 되던 해 윤사월 어느 날 자정 무렵, 영문도 모르고 주무시다 말문이 막혀 한마디 마지막 말씀도 못하신 채 연신 두 눈에 눈물만 하염없이 흘리시고, 돌아가신 필자의 친어머니 생전 모습을 전하는 성싶었고, 그때의 일이 선하여 갑자기 울컥하며 가슴이 저며 와 눈시울이 뜨거워졌다.

그 당시 주위 분들이 급하게 정신없이 공의(지금의 읍면 보건지소 의사)를 고함치며 문이 부서져라 두들겨 불러보았지만 허사였다. 나중에 알고 보니 그때 보건지소 관사에 담당 의사가 있었으면서도 다른 사람을 시켜 없다고 거짓말을 해대며 진료를 거부하다가, 그 다음 날 아침에야 그 의사인지, 아니면 읍에서 올라온 다른 의사인지는 몰라도 사망 원인이

'급성맹장염이 터진 복막염' 이라는 그 말에, 주위의 모두가 하도 어이가 없고 허탈하여 멍하니 넋을 잃게 만들었던 그 위인도 이젠 불귀의 객으로 저 세상 사람이 되었을 것이다.

아마 이처럼 목쉰 뻐꾸기가 맨 처음 찾아와서 울어대던 그 해 바로 앞인지 아니면 그 해였던지는 잘 모르나 한 번은 — 필자의 새어머니가 돌아가신 2003년 1월 말경이 단 며칠 정도 지난 뒤의 일이라고 생각되어짐 — 지난날 필자의 법무사 사무실(그 당시는 필완기통법 연구소로 사용하고 있었음)의 부엌 겸 안방으로 사용하던 곳의 수도꼭지가 밤새 영하의 추위 속에 그만 얼어 터졌고, 물이 새어나와 사무실 전체가 발목까지 물이 차오르는 물바다가 된 적이 있었다고 생각된다.

그날은 아침에 자고 나니 뭔가 스쳐가는 필자의 예감이 이상하여 급히 사무실에 달려가 보니 그 지경이었다. 급히 현관문을 열고 한 발을 처음 들여 놓으려한 순간 혹시나 감전이라도 되지 않을까 걱정이 되었지만 다행히 누전은 되지 않았다.

손발이 얼어터지는 듯한 추위의 고통을 무릅쓰고 고여 있던 그 물을 모두 퍼내고 보니 온몸에 땀이 비 오듯 하였으나 그만하기 천만다행이라고 가슴을 쓸어내렸다. 모든 마무리 작업이 끝나고 나서야 필자는 비로소 천지신명과 부처님께 드리는 필자의 일련의 감사의 축원기도를 행했다고 생각되어진다.

필자는 이렇듯 천지신명이나 부처님의 가호가 있었음을 느낄 때에는 한 번도 빠짐없이 그 가호에 대한 감사의 축원을 드린 바 있다.

그에 앞서(2001년 늦은 가을쯤인 12월 말경으로 여겨짐) 선고(先考)께서 갑작스런 폐렴증세로 일어난 치매 증상으로 거의 한 달 반가량 필자의 이 '팔완기통법' 온구 시구를 받은 뒤의 일이라고 본다.

선고의 위 폐렴증세가 계속되던 초기(첫날로 기억됨) 온구 시구를 어렵게 한두 회(1회 40여 분 정도 소요됨) 끝마치고 읍내 있는 필자의 집으로 돌아오면서 필자는 두 손을 합장한 후 혼신의 힘을 다해 천지신명과 부처님께 선고의 병환이 부디 차도가 있게 해달라고 염원을 드린 바 있었다. 그에 대한 화답으로 필자만의 알 것 같은 어느 문제가 발생한 적이 있었다. 하지만 그 사연은 필자 혼자만이 짚어보는, 검증이 너무나 어려운 문제이기에 그 사연을 밝히고 싶지 않다.

이처럼 선고께서 급성폐렴의 위기에서 벗어났음은 새어머니께서 평소 입버릇처럼 되뇌이던 "영감보다 내가 뒤에 죽어야 되는데……"라는 희망사항이 또다시 무산된 셈이라고 보겠다.

필자는 새어머니께서 살아계실 때 간혹, "어머니가 부처님 믿고 내 제삿밥 얻어 잡수시면, 내 죽기 전까지 한 번도 안 빠지고 제사 지내 드릴게요." 했지만, 그때마다 새어머니께서는 그 물음에는 통 대답을 않으셨다.

평소 필자에게 "너는 법원에라도 다니니 집과 논은 네 동

생들(이복동생 두 사람을 지칭한 말)에게 줘라!"는 그 말만 했었
다고 생각된다.

　필자는 그 말을 마지막 유언쯤으로 생각하고 애써 그렇게
하기 위해 선고께서 돌아가시고 나자 그 상속 문제를 새어
머니의 바람대로 이행했었다.

　하지만 지금 생각으로는 새어머니께서 우리집에 살러 오시
기 전부터나 오시고 난 직후까지도 선고께서 그 당시 가지고
계신 전 재산이라고는 대지 백여 평에 초가집이지만 ㄱ자였
고, 농촌 논 5~6마지기는 되었던 것이어서, 필자의 친모께서
저 세상에서라도 이 사실을 알고 계시면 필자를 나무랄 일이
라고 생각된다.

　당신께서 필자의 선고와 함께 사시면서 일구어 놓은 재산
이고 보면 이것은 필시 필자의 자매에게도 함께 상속되어져
야 하는 것이 옳은 법이라고 뒤늦게나마 느꼈기 때문이라 하
겠다.

　한편, 2003년도의 몹시 더운 한여름 어느 날의 일이었다고
기억된다. 앞서 얘기한 그곳(필자의 그 당시 필완기통법 연구소
사무실 부엌 겸 안방)인지 아니면 그 사무실 내에 있던 기·혈
소통 강화 치료용 침대 위에서인지 알 수 없지만 잠깐 동안
의 오수(낮잠) 중 필자의 꿈속에서 일어났던 상서로운 곳—
나중에 필자가 애를 써서 알아보니 마지막 큰 산이라 이름
지어진 어느 산마루 위였음—에 한동안 나타났던 묘한 형체
의 그 불빛이 뿜어내던 그 깊은 의미를 확실히 찾아보려고

두 번 세 번씩이나 그 산을 오르내렸던 일과 그 며칠 뒤에 또다시 같은 잠자리 꿈속에서 일어났던, 상서로운 느낌이 온몸에 스며들던 그 사연(필자의 꿈속에서 뇌성벽력 끝에 온몸에 스며들던 오묘한 상서로운 기운)을 되새기며 한동안 부푼 꿈에 젖어 있던 중 필자는 대한민국 특허청으로부터 2003. 9. 16 자 '편작온구기를 사용한 경혈 치료전, 기혈 소통 치료방법'에 대한 '특허 불허가 결정'을 받고 정신이 아찔하여 그해 9월 26일자 특허심판원에 '거절 결정 불복 심판청구'를 하였으나, 그 다음해인 2004. 10. 30자 각하 심결 결정을 받았었다.

한편, 2004년 2월 말경 처가댁 필자의 장모님께서 진주 어느 병원에서 디스크 수술을 약제만 주사기로 주입하는 시술을 받은 후, 그 후유증 증세로 곧바로 전형적인 치매 현상이 와서 2004년 3월 9일~3월 16일(7일간) 서울 모 유명병원에 입원하셨다가 담당 주치의의 진료 소견이 결국엔 사람이 '나무토막처럼 될 수 있다(알츠하이머병)'는 소견이어서 놀라 급히 퇴원하였다.

필자와 처 둘이서 온힘을 합쳐 정신없이 처가댁을 거의 매일 출입하면서 필자의 이 '팔완기통법' 온구 시구를 대략 한달 동안 계속해서 시구한 결과, 전적으로 그 효과 때문인지는 확실치 않으나—사실 그 당시 장모님은 별다른 처방없이 그 서울 병원에서 더 증상이 심하지 않게 하는 약제만 투여하였던 것임—점점 전형적인 치매 현상이 서서히 사라졌다.

그리고 필자는 2004년 11월 10일경 특허법원에 위 2004. 10.

30자 특허청 심판원 심결결정에 불복하는 불복소장을 제출하였고, 2005년 12월 중·하순경인지, 아니면 그 이듬해인 2006년 1월 초순경인지 확실치는 않으나 필자의 장모님 허리 수술을 담당했던 진주 모 병원의 담당의사가 갑자기 심장마비로 사명하였다는 소식을 필자의 처백모님을 통하여 들었던 적이 있었다고 생각된다.

한편, 2005년 4월 27일 10시 40분 특허법원 준비 절차실에서 그 당시 필자의 위 특허불복사건 재판장이었던 모 재판장은, 필자가 증거 신청한 중요한 증인신문신청을 맨 처음에는 고함을 지르며 으르고, 나중에는 달래는 등 전형적인 위법한 재판권 행사를 거행하며 필자가 신청한 증거 신청을 거절하였다.

그 결과 2005년 6월 23일 원고 청구기각 판결을 받았으며, 그 불법적인 사유(반드시 필요한 증거 신청을 반강제적 방법으로 신청을 철회하도록 종용한 위법행위)를 들어 2005년 7월 6일 자 대법원에 상고하였다. 그러나 2006년 8월 25일 자 상고기각 판결을 받았다. 이에 필자는 하도 억울하여 필자는 2006년 9월 15일 자 그에 대한 재심청구를 대법원에 신청하였다.

그 재심사건도 2006년 11월 19일 재심청구기각을 당하자 필자는 혼신의 힘을 다하여 2006년 11월 20일쯤 원심재판(특허법원 1차 재판)에 대한 재심청구를 하면서 '『동의보감』 원본 해설서'에서 제시하는 '기(氣)'에 대한 최대한의 모든 정보들을 증거로 제출하면서 특허법원 1심재판 당시 그 재판장이 필자의 그 당시 변론 진술내용을 쉽게 이해하지 못하였다.

그 당시 준비 절차실에서 변론이 거의 끝나갈 무렵 그 재판장이 필자에게, "원고는 위 특허 출원 방식의 온구 시구를 하면 특정 질병이 낫는단 말인가요?" 하면서 물어와 필자가, "만약에 예를 들어 이건 출원 방식대로 기·혈 치료 시구 중 기(氣) 치료가 완벽하게 이루어진다면 질병의 징표들이 거의 사라진다고 봅니다."라고 하자, 다시 그 재판장이, "결국은 그 얘기는 질병이 낫는다는 그 얘기가 아닌가요?" 해서 다시 필자는 기·혈 치료가 완벽하게 이루어진다면 거의 모든 질병의 징표 등이 나타나지 않는 것은 사실이라고 본다.

이것은 한의학이 대체의학이 아닌 본의학이라는 관점에서 조명해서 해결될 문제라는 식의 답변을 했지만, 그 재판장은 납득이 가지 않는다는 식의 분명치 않은 어떤 진술을 했다.

그래서 필자는 또 1심재판의 판결이 허위의 내용이 된 점 (사실과 다른 점) 등을 확실히 밝히기 위해 원심법원인 특허법원의 그 당시 재판장을 그 중요한 증인으로 채택해 줄 것과 또 다른 중요한 증인 한 사람—특허법원 원심재판장이 착오로 판단을 잘못 내린 것으로 생각되는 진술서의 작성자를 그 내용상의 진의를 밝히기 위한 중요한 증인으로 증인 신문함이 옳다는 생각으로 지목한 사람—을 각 증인으로 채택해 줄 것을 증거 신청하였으나 그 재심재판장은 역시 필자의 그 증거 신청을 모두 거절할 하등의 정당한 이유가 없음에도 불구하고 그 증거 신청을 모두 거절하였다.

그 결과 그 재심 역시 2007년 3월 23일 '재심의 소각하' 판결을 받아야만 했고, 그에 대한 상고장을 2007년 4월 4일 자 대법원에 접수하였으나 2007년 5월 30일 자로 상고기각 판결을 받은 바 있다.

그 와중에 필자의 선고께서는 2005년 9월 16일 첫새벽쯤 끝내 이승을 하직하시고 말았다.

필자는 평소 선고의 뜻에 따라 당신께서 손수 마련하신—먼저 돌아가신 필자의 숙부님의 묘소를 당신께서 손수 혼자 급하게 마련하시다가 다른 지관의 지시에 따라 그만두었던 곳—그곳으로 유택을 정하였고, 선고께서 살아계실 때 틈만 있으시면 항상 염려하신 대로 필자의 돌아가신 친모 묘소를 다시 살펴봐야 하신다던 그 뜻을 받들어 2008년 1월 초에 이장을 해드렸다.

작년 초(2010년도) 필자는 우연한 기회에 앞서 얘기한 2007년 5월 30일 자 재심에 대한 상고기각 판결문을 다시 꺼내보면서 그 법조문 중 '상고심 절차에 관한 특례법 제4조'를 주시해서 살펴본 결과 2005년 4월 27일 10시 40 특허법원 준비절차실 법정에서 행한 그 당시 그 재판장의 횡포가 해당 헌법 규정을 위반한 것으로 보고 '헌법소원 심판청구'를 하기로 마음먹었다.

또한 위 원심판결에 대한 재심재판 중 ㅇ재심 재판장이 행한 중요 증인에 대한 중인신문을 요구하는 필자의 증거 신청을 아무런 정당한 이유도 제시하지 아니하고 증거 채택을 거절한 행위를 들어 위 두 사람을 함께 '헌법소원 심판청구'를 하였다.

그러나 2010년 4월 6일쯤 두 건 모두 '재판에 관한 사항을 헌법소원 심판청구' 하였다며, 해당 헌법재판소 지정 재판부은 심결 각하하였다.

필자의 생각으로는 아무리 재판에 관한 사항을 헌법소원심판 청구하지 못하도록 해놓았으나 '불법한 재판에 관한 사항은 헌법소원 심판 청구의 대상'으로 보았기 때문에 그 청구를 단행하였던 것이다. 그러나 그 억지 주장에 필자는 눈물을 머금고 그 한을 달래야만 했다.

며칠 뒤 필자는 ㅇ재심 재판장의 경우에는 위와 같은 사항—중요 증거 채택을 거절하면서 정당한 이유를 밝히지 아니한 행위—과 필자가 변론 종결 후 참담한 심정으로 진지한 내용을 담은 진술서를 ㅇ재심 재판장 앞으로 보냈으나, 그 진술서를 그 재판 기록(상고심 기록)에 편철하지 아니한 사항을 들어 헌법 제103조의 양심인 법관으로서의 직업적 양심이 결여된 상황에서 판결한 재심 판결은 무효라며 또 다시 헌법소원 심판청구를 하였다.

그러나 2010년 5월 4일 헌법재판소 담당지정 재판부는 '법원의 재판에 관한 헌법소원이라는 이유로 각하된 사건과 동일한 내용의 헌법소원심판 청구를 하였는 바 헌법재판소는 이미 심판을 거친 동일한 사건에 대해서는 다시 심판할 수 없다(헌법재판소법 제 39조)는 조문에 따라, 이 사건 심판청구는 일사부재리의 원칙에 위배되어 부적법하여 각하 한다'는 심결 결정을 하였다.

하지만 필자는 또다시 이에 대한 재심으로 2010년 5월 7일 자 재심헌법소원 심판청구를 한 사실이 있으나 2010년 5월 25일 자로 헌법재판소 담당지정 재판부는, 앞선 각하 사유와 똑같은 사유로—동일한 내용을 재심 헌법소원 심판청구하여 헌법재판소법 제39조의 일사부재리의 원칙에 반하므로 — 각하 심결하였다.

그렇기 때문에 필자는 도저히 별다른 특단의 실행—필자가 생각하는 헌법 제13조의 일사부재리의 원칙과 정면으로 반하는 법리 해석으로 헌법재판소법을 곡해하는 재판부의 작태가 도저히 용서받을 수 없는 헌법재판소 재판관의 부당한 재판권 행사로 보았기 때문임—을 해야겠다는 결심에 위 두 지정재판부 재판관 전원에 대한 '헌법소원 심판청구'를 하였던 것이다. 그 뒤의 사연을 밝히고 싶지 않다.

한편, 필자는 위 일련의 사건 처리 과정을 지켜보면서 2010년 7월 12일 자 헌법재판소에 '헌법재판소법 제39조의 법리 해석은 헌법 제13조의 규정에 위배된다'는 '위헌법률심판제청' 신청을 하였다.

2010년 7월 19일 자로 헌법재판소에 '헌법재판소법 제68조의 청구사유 조문 내용 중 제 1항은 헌법 제 27조 제 1항, 같은 법 제 3항에 각각 위배되고, 헌법 제 103조의 정신을 무력화시키는 위헌적 조항이다'라는 청구 취지의 '위헌법률 심판

제청 신청'을 각각 신청한 사실이 있다.

그리고 대법원에 '법원조직법 제3조는 헌법 제27조의 규정에 위배된다'는 '위헌법률 심판 제청'과 '헌법재판소법 제41조 제1항은 헌법 제27조의 규정에 위배된다'는 위헌법률 심판 제청을 2010년 8월 5일 자로 각 신청한 사실이 있다.

15. 업(業)자리를 보다

　앞서 살펴본 퇴계 선생의 활인심방(活人心方)의 전모에서 필자의 심중에 제일 먼저 와서 깊이 와닿는 글귀는 아마, '병의 뿌리가 업(業)이며, 업은 마음으로부터 생기고, 모든 병은 마음으로부터 오기에 환자의 병을 치료하기 전에 의사는 먼저 마음을 다스려야 한다' 는 부분이라고 할 수 있다.

　과거(필시 전생의 일면도 포함된다고 확신함)의 기억과 경험으로 쌓여진 습관은 전생과 이승의 합작품임을 간과해서는 그 해결의 실마리를 영원히 찾을 길이 없다. 그리고 하루하루의 잘못된 생각으로 쌓여진 잘못된 습관이 세월이 흘러 일생 동안 굳어지면서 인간 그 자신의 척추 부분, 즉 '독맥(인체에 흐르고 있는 기경맥 중의 하나로서, 대체적으로 윗입술부터 시작해서 백회와 뇌호를 거쳐, 대추 · 신주 · 폐수 · 고황 · 심수 · 간수 · 비수 · 명문 · 신수 양관 · 요수 · 장강 · 회음으로 통하는 기경맥으로 알고 있음)과 임맥(앞쪽 배 부분, 대체적으로 아랫입술부터 시작해서 천돌 · 잔증 · 심궐 · 위중 · 비중 · 제중 · 기해 · 석문 · 단전 · 방광 회양 · 회음으로 연결된 기경맥으로 알고 있음)에 각기 쌓여진 사연들이 전생과 이승의 그것이라는 인산(仁山) 선생의 말씀처럼, 이제는 그토록 둔함의 미를 소장한 필자로서도 봄날의 아지랑이처럼 알 듯 말 듯한 업(業)의 자리 모습이 눈앞에 펼쳐지기 시작한 것은 아닌지 모를 일이다.

이미 앞서 언급하였던 바와 같이 1993년, 3월 22일(월요판) 「법률신문」 제16면 '법조광장' 칼럼란에서 그 당시 서울 변호사회 소속 김명은 변호사는 '사람은 늙어서가 아니라 병들어 죽는 것이다. 질병은 기의 흐름이 원활하지 못하거나, 정체되었기 때문, 기를 잃는 것은 절망과 패배의 의미…… 범국민 기 살리기 운동을 펴라'에서, 그리스 신화에 나오는 인간의 수명은 태어나면서 결정되어진다는 이야기를 음미해 볼 필요가 있다.

우주가 포함되어 있는 모든 물질적인 존재는 말할 것도 없고, 만물의 영장이라고 하는 인간의 정신까지도 기의 변화에 의해 이루어진다고 보는 것이다. 방귀의 어원은 방사기(放邪氣)의 줄임말인 방기(放氣)이다.

건강의 첫째 조건은 나쁜 기를 몸 속에서 빼내는 것으로 보았다는 것이며, 질병이 발생되는 원인은 순환계의 기가 그 흐름이 원활하지 못하거나 내면에 흐르는 기의 통로가 막혀 생기는 기의 정체(停滯) 때문이라는 것이고, 기의 원활한 운동과 유통을 위해서 축기(蓄氣)의 근거로 침이나 뜸, 지압이나 마사지를 대체요법으로 활용하는 것이다.

기(氣)라고 하면 실체가 눈에 보이지 않기 때문에 신비롭고

황당한 것으로 인식하는 사람이 많다. 그러나 어려서 열이 나거나 배가 아팠을 때 이마에 손을 얹고 배를 문질러 주시던 부모님의 사랑을 기억할 것이다.

이와 같이 자식의 아픔을 낮게 하려는 간절한 마음이나 음식의 맛은 손끝에서 나온다는 믿음이 기의 실체라고 할 수 있다'라고 한 적이 있다.

그리고 김변호사의 2003년 12월 11일 자 「법률신문」 제14면 수상 칼럼 '감기의 허와 실'에서는, '감기는 몸을 건강하게 하고 생활을 개선해 주는 하나의 과정이므로 감기에 걸렸다면 감기가 우리 몸의 불균형을 고르게 잡아준다는 사실을 믿고 몸이 회복되기를 느긋하게 기다려야 한다.

감기는 몸을 더욱 건강하게 만들 수 있는 좋은 기회이며, 감기에 걸렸다면 몸 어딘가 좋지 않아 바이러스에 대한 저항력이 떨어졌다는 증거이기 때문에 그 부분을 보완하면 더욱 건강해질 수 있다.

감기 전문가에 의하면 암이나 중풍에 걸린 사람들은 대부분 감기를 앓지 않는 사람들이며, 이에 비해 장수하는 사람들은 끊임없이 감기를 앓거나 날씨가 추워지면 콧물을 흘리는 등 잔병치레가 많고, 콧물이 나온다는 것은 공기 중에 떠다니는 나쁜 물질에 대해 일종의 저항력을 나타낸다는 뜻이며, 아직 몸이 민감하다는 증거이고, 어깨가 굳었다거나 목이 뻣뻣하다는 감각이 느껴지는 동안에는 갑자기 쓰러지는 일이 일어나지 않으며, 갑자기 쓰러지는 일은 이러한 감각을 느끼지 못했을 때 일어난다. 감기를 제대로 앓는다면 혈압도 내려가고, 딱딱하게 굳은 몸도 부드러워지며 편중된 운동, 습관으로 특정 부위에 쌓인 피로도 풀 수 있다. 그러므로 감기를 앓으면 중풍에 걸리지 않는다고 한다.'고 서술하였다.

그리고 (주)매일건강신문사 발행 「한방과 건강」 2003년 7월호에 게재된 바 있는 이강일 한의학 박사(그 당시 나사렛 한방병원 원장 겸 한의대 외래교수)의 '척수와 신경(위 의창 에세이 중)'에서 이강일 박사는 다음과 같이 서술했다.

"우리 몸속에서 새로운 영양 물질과 산소를 공급받고 노폐물과 탄산가스를 내보내는 대사 작용(代射作用)이 쉴 새 없이 일어나고 있으며 몸이 끊임없이 움직이고 있는 바, 그 대사 작용이 쉴 새 없이 이루어지고 있으며 인체의 곳곳에서 일어나고 있는 상황을 뇌로 전달하고, 또다시 뇌의 지시를 전달하며 생리적으로 대처하고 움직일 수 있도록 역할을 하는 것이 척수와 신경이다. 그러므로 인간의 생명 유지에 가장 큰 역할을 하는 것은 뇌·척수·신경이다.

인체의 모든 기관과 조직, 그리고 세포까지도 신경으로 거미줄처럼 연결되어 있어 하나의 생명체를 이루고 있다. 명주실처럼 가느다란 신경 세포줄이 인체의 구석구석을 연결하고 있으며, 이 신경 세포줄을 통해서 척수와 뇌, 그리고 신체각 기관과 조직, 그리고 세포 사이에 통신이 이루어지고 있는 것이다.

뇌와 신체 각 부의 신경이 여러 가지 다양하게 신호를 보내고 상호 연락하기 위하여 척수가 중요한 역할을 한다.

척수는 머릿속에 있는 뇌의 끝부분인 연수에서부터 시작하여 목뼈를 거쳐 등뼈와 허리뼈 속을 지나 꼬리뼈까지 이어진다.

인체의 모든 신경의 뿌리는 척수에서부터 시작된다.

척수는 백색의 가늘고 긴 원통상이며 경추 부위와 요추 부위에 약간 굵은 부분이 있고, 꼬리뼈 부분에서 원뿔 모양으로 끝나며, 척수의 길이는 약 40~45cm 정도이며 앞면과 뒷면의 정중선(正中線)에 홈이 있고 출입하는 척수신경들이 이 홈을 통과한다."

"우리 몸을 지탱하고 있는 신경은 운동신경과 자율신경으로 나누어진다. 운동신경은 뇌척수로부터 나와 골격근에 연결되어 관절, 근육, 피부 및 혈관운동까지도 움직일 수 있도록 관장하는 말초신경이다. 자율신경은 우리의 의지와는 관계없이 신체 내부의 기관이나 조직의 활동을 지배하는 신경계통이며 교감신경과 부교감신경으로 나누어진다.

신체의 모든 장기는 교감, 부교감 신경의 지배를 받고, 의식적인 운동신경과 무의식적인 자율신경은 우리의 몸을 움직이고 생명을 유지시키는 중요한 역할을 척수를 통하여 말초신경에 전달하기 때문에 인체의 모든 기능의 마비는 뇌, 척수, 말초신경 어느 곳에서도 일어날 수 있다."

그리고 1992년경 작고하신 인산(仁山) 죽염의 창시자이시고 우리나라 생약의 대가이셨던 인산 김일훈 선생께서는 그의 저서『신약본초(神藥本草)』에서, "그러면 단전호흡을 쓴 책이 있어요. 다 여러분도 눈이 있어 보는 거지. 거기에 단전호흡의 비밀을 제대로 설(說)해 놓은 책은 없어요. 그리고 단전호흡이라고 아는 사람이 없어요. 배 밖으로 나와서는 단전호흡이요, 뱃속에서는 조식법인데, 그러면 무얼 어떻게 해야 되느냐? 갈비라는 게 사람 몸에 있어요. 그전에 말한 수골(壽骨)·명골(命骨)이라고 했는데 그게 수골·명골인 것이오.

목숨 수 자 하고 목숨 명 자 하고 수골·명골인데, 수골·명골은 음식물에 대한 모든 영양을 모아다가 등심으로 해서 척추니깐 등심으로 해서 뇌에 전할 건 뇌에 전하고, 뼛속에 전할 건 뼛속에 전하는 것이 갈비이다.

그러면 그거 척추에 붙어 있는데, 척추에 기압을 넣고 가슴과 어깨에 힘을 주는 한편, 척추에 기압을 넣고 자세를 반듯이 하고 있으면 자연히 갈비뼈가 척추에 붙은 자리가 틀림없이 어머니 뱃속에서 생기던 그대로 제자리에 가서 자리잡게 돼 있어요."라고 하였다.

계속해서, "거 완전무결하게 제자리에 자리잡으면 그때에 단전호흡은 제대로 안 되나 그게 원리라, 그런 기업을 매일 1초도 게으르지 않고 평생을 기압 주고 있으면 늙어서 한 백 살 사는 동안에 중풍(中風) 걸리거나 뭐 위장병, 폐병, 이런 것은 모를 거요. 그리고 상반신이 허하면 중완(中脘)에 뜸을 뜨면서 원기 회복시켜야 되고, 또 전신이 허하면 관원(關元)에다가 단전 뜸을 떠 가지고 전신 회복시키는데 그러면 양기가 좋아지는 것도 사실이겠지만, 늙지 않는 거, 병들지 않는 거, 확실히 다 좋은데 내가 그런 경험이 전혀 없는 자라면 참 신(神)이 노할 말 할 리가 없어요"라고 한 적이 있다.

또 위와 같은 책에서, "그래서 이 단전호흡이라는 걸 척추에다가, 척추를 반듯이 하고, 기압을 넣고 있으면 단전호흡이라는 건 시키지 않아도 저절로 된다. 그래가지고 그 모든 기운이 색소(色素) 중 자기 체질에 맞는 색소를 흡수해요. 그래서 자기 체질에 맞는 색소를 흡수하는 법은 기압을 넣어야 됩니다.

내가 여러 사람을 시키는데 갈비가 붙은 척추가 곧아야 한다. 절대 척추를 곧게 하고 가슴과 어깨에 힘을 주고 1초도 정신이 해이(解弛)하면 안 되니 온몸의 기운을 척추에 보내라. 그렇게 척추에 기압을 넣게 되면 모든 골수(骨髓)가 정상으로 돌아가니 원전 무결하다. 죽을 때까지 중풍 걸리고 뭐 몹쓸병 않고 그건 없을 것이다.

이 공해가 인류를 멸하는 시기가 왔는데 여기에는 더욱 단전법이 유리하다. 그것은 척추를 곧게 하고 척추에 기압을 넣는 것을 말하는 것이다. 그렇게 되면 단전에다 뭐 숨을 들이쉬고, 오래 돌리고 어쩌고 해서 부패물이 점점 누적해서 죽는 것보다는 훨씬 나을 것이다"라고 하였다.

계속해서 인산(仁山) 선생은, "그래 내가 평생 경험한 걸 토대로 해서 그대로 세상에 필요하다고 하는 것이 내가 하는 말이지. 나는 아는 것만 가지고 안다고 말하는 것은, 혹 미숙한 점도 있고 하자도 있게 마련인데, 그래서 나는 일생에 경험을 토대로 말하지, 나는 아는 것만 가지고 따지질 않는다. 아는 것은 전생에서 알고 온 것은 금생의 내가 혜(慧)가 밝아지고 혜명(慧明)하다고 그러지." 라고 한 적이 있다.

이처럼 김영은 변호사께서는, "사람은 늙어서가 아니라 병들어 죽는 것이다. 질병은 기의 흐름이 원활하지 못하거나 정체되었기 때문"이라는 말이었다고 본다.

이강일 한의학 박사는, "대사 작용이 쉴 새 없이 이루어질 수 있도록 하며, 인체의 곳곳에서 일어나고 있는 상황을 뇌로 전달하고, 또다시 뇌의 지시를 전달하여 생리적으로 대치하고, 움직일 수 있는 역할을 하는 것은 척수와 신경이며, 척수는 머릿속에 있는 뇌의 끝부분인 연수에서부터 시작하여 목뼈를 거쳐 등뼈와 허리뼈를 지나 꼬리뼈까지 이어지고, 운동신경과 자율신경은 우리의 몸을 움직이고 생명을 유지시키는 중요한 역할을 척수를 통하여 말초신경에 전달하기 때문에 인체의 모든 기능의 마비는 뇌, 척수, 말초신경 어느 곳에서도 일어날 수 있다" 는 얘기였다.

인산(仁山) 선생의 말씀은, "척추에 기압을 넣고 가슴과 어깨에 힘을 주어 자세를 반듯이 하고 찰나의 촌음도 지체함이 없이 있으면 자연히 갈비뼈가 척추에 붙은 자리가 틀림없이 어머니 뱃속에서 태아가 생기던 그대로 제자리에 가서 자리잡게 되어 있다. 그런 기압을 매일 1초도 게으르지 않고 평생을 기압 주고 있으면 늙어서 한 백 살 사는 동안에 중풍, 위장병, 폐병 같은 것은 모르고 살 것이다"는 말씀으로 새길 수 있다고 본다.

이처럼 세 분은 하나같이 우리 인체의 독맥의 근간인 등쪽 척추 부분이 차지하는 우리 몸의 중요한 역할들을 강조하고 있다.

이와 같은 사실들로 미루어 볼 때 필자가 제시하는 이 팔완기통법의 해당 경혈들만이 오로지 사람의 기ㆍ혈 소통 강화법에 꼭 필요한 온구 대상의 경혈만은 아니라고 보며, 이는 '최소공배수' 격이라는 것이다.

한층 더 고차원의 우수한 기ㆍ혈 소통 강화 방법은 얼마든지 수없이 나올 수 있다는 주장도 필자의 팔완기통법에서 피력한 바가 있다.

그 중에서도 아주 중요한 백회혈, 뇌호, 명신, 심지어 회음 경혈까지 온구 시구 순서에 넣는 방법은 그야말로 금상첨화 격인 기ㆍ혈 소통 강화법이 될 수 있는 소지가 다분히 존재한다고 본다.

지금까지 필자의 이 '팔완기통법'에 의한 기ㆍ혈 소통 강화를 요청해 온 이들은 어느 누구를 막론하고 그들의 윗도리를 반드시 벗어야만 되는 고역을 치르지 않을 수 없었지만, 그래도 반드시 그 옆에서 제3자(온구 보조자)가 지켜보는 가운데 필자는 거의 하나도 빠짐없이 기 소통 요구자의 척추의 모양새, 골반의 모양, 고황의 상태, 양어깨의 상태, 목의 자세, 생명선의 상태, 척추 좌ㆍ우의 대칭의 정도, 때에 따라서는 온구 도중에 일어나는 살결(주리)의 움직임, 모공의 열린 상태, 체온의 상태, 손발 바닥의 상태(촉촉함의 여부), 얼굴색의 변화 중에서도, 특히 척추의 순위(제1번부터 끝까지)에 따라 온구 시구 중에 나타나는 척추뼈와 그 연결되어져 있는 살결의 어우러진 모양새의 변화에 중점을 두고, 그 설명―기 소통 운구자의 몸상태를 온구 시구 전에 먼저 온구 보조자에게 먼저 확인시켜 주고 난 뒤, 온구 시구 후의 그 몸상태와의 비교를 통한 그 변화 등을 상세히 설명하였음―을 해왔다고 할 수 있다.

또한 그 설명 중에는 기 소통 요구자의 맨 처음 온구 시구 전의 그 목을 지탱하고 있는 모양새와 온구 후의 그 변화가 어떤지(있는지 없는지), 그리고 그가 앞쪽으로 목을 숙였을 때 그의 대추경혈(제1번 척추뼈 위 1촌 부위)을 제3자의 입장에서 확실히 돌출된 상황을 볼 수 있는지 여부―목고개를 앞으로 숙였을 때 제1번 척추뼈가 확실하게 툭 튀어 나오는지 여부―를 중점적으로 거의 빠짐없이 세밀히 관찰해야 한다.

중언부언 하는 것 같지만, 앞에 열거한 세 분 전문가의 말씀 중 주요 부분, 새겨들어야 하는 사항은, 인체의 모든 신경의 뿌리는 척수에서부터 시작된다는 것이고, 척수는 머릿속에 있는 뇌의 끝부분인 연수에서부터 시작하여 목뼈를 거쳐 등뼈와 허리뼈속을 지나 꼬리뼈까지 이어진다는 이강일 한방병원 원장의 얘기와 남다른 통찰력과 혜명함으로 인간의 전생의 죄업은 독맥에, 이승에서 지은 죄업은 임맥의 기경맥

속에 새겨져 있다는 인산(仁山) 김일훈 선생의 얘기와 '감기를 현명하게 이겨내는 방법' 중에 척추뼈 호흡도 강조한 김영은 변호사의 얘기 등에서 모두 빠짐없이 나오는 '인간의 척추뼈는 인간의 생리 현상 중에서 아주 중요한 곳' 이라는 그 것이 이중삼중 확인된 셈이다.

필자의 이 '팔완기통법' 온구 시구 결과 역시 '반가부좌나 가부좌—우리 인체의 기·혈이 가장 잘 소통될 수 있는 몸의 기본 자세—를 어느 정도 정확하게 자세를 취한 상태에서 어깨에 들어간 힘을 빼고, 양겨드랑이는 최대한 밀착시켜 1~2회(1회는 약 40여 분 정도 소요되는 온구 시구) 후 금방 그 효과가 거의 대부분 나타난 사실이 있는 각종 허리디스크, 고혈압, 소화불량, 초기감기, 오십견류, 초중고교생의 허리 측만, 곡만, 수족냉증, 관절염 초기, 신경통, 근육통, 구완와사, 목디스크 등등, 소위 질병의 징후가 사라졌던 현상은 분명 '일시적 업보의 소멸' 임이 확실하다고 본다.

앞서 살펴본 『활인심방』에서와 같이 업(業)은 마음에서 스스로 오고, 질병은 마음으로부터 오며, 업의 마지막 종착역은 병역(질병)으로 나타난다는 등식에 입각한 명료한 회답이 될 것이다. 하지만 한순간 찰나에 일어났다가 바람처럼 사라져 버리는 온구 시구 효과는 분명 의구심을 자아내기에 충분하다. 그러나 기 소통 요구자의 그 마음이 계속해서 업의 소멸을 부르는 일에 동참하지 못함은 과연 어떻게 설명되어야 할까?

필자의 경험에 의한 좁은 식견으로는, '거의 정확한 반가부좌나 가부좌의 자세를 취하고, 양겨드랑이를 최대한 밀착시키면서도 양어깨에 힘을 모두 뺀 상태'는 그 사람의 업(業) 자리를 볼 수 있는 좌표(?)가 하나 그려지는 순간이라고 보며—그 자세의 본인 척추 쪽과 앞쪽 정중선의 모양새를 관찰하면서 언어낸 필자만의 노하우라고 말하고 싶다—그때 온구 시구에 따라 변화하는 그 기·혈 소통 강화 요구자의 모습—뒤쪽 척추 부분과 앞쪽 정중선을 놓고 소위 '백문불여일견'의 백태의 출현을 실감할 것으로 믿는다.

정신을 차리고 똑똑히 보지 않으면 보편적으로 구부러진 허리 같지만, 온구를 시구하는 동안 그 기·혈 소통 요구자의 허리가 한 겹, 두 겹, 세 겹…… 한없이 펴질 때 셀 수 없을 정도로 여러 겹 꺾여 있는 그 사실을 알 수 있을 것이고, 동시에 그의 옆구리 등의 주리(살결)가 그에 따라 펼쳐지는 현상은 그야말로 장관이 아닐 수 없는 볼거리라고 말하고 싶다.

그와 동시에 대추경혈 쪽을 향해 파도의 물결처럼 밀려 올라가는 주리(살결)의 모습을 보지 않고는 그 생동감 넘치는 희열을 도무지 얘기할 수 없는 상황들이라고 말하고 싶다.

필자는 감히 이것을 보이는 업(業)의 자리라고 하고 싶다.

그곳에서 당장, 찰나에 그 업(業)이 다해 징표(질병)가 사라지느냐! 아니면 또 다시 그 업(業)의 무거운 무게에 짓눌려 꼬부라졌던 그 허리가 잠시(찰나) 펴졌다 말고, 한순간 또 다시 그 허리가 꼬부라질 수밖에 없는 인간이 필자의 어림짐작으로는 거의 대다수인, 99.999%도 더 될 것이라는 것을 삼가 간파하였다고 자부하고 싶다.

오로지 필자의 타인에 대한 기·혈 소통 강화 체험에 의한 통계(?)라고 보겠다.

그 진정한 이유를 필자는 이번에 만난 퇴계 선생의 『활인심방(活人心方)』을 번역하신 어느 고전 번역가의 덕분으로 조금은 더 알 것 같다고 솔직한 심정을 고백하고 싶다.

"옛날의 기억(그 속에는 필시 전생의 기억도 포함됨이 원칙이라고 보고 싶다)과 잘못된 습관—이승이나 전생에서 하루하루 살아가면서 쌓아놓은 잘못된 그 버릇, 그 속에는 버릇을 있게 한 그 마음의 탓이 제일 큰 것이며 거의 유일한 한 가지가 아닌지 모르겠다—이 빚어 놓은 형상물이 그 무시무시한 업(業)과라는 것"이라는 결론을 맞이하게 된 셈이라고 본다.

필자의 '팔완기통법'에서는 필자가 군대 휴가차 고향에 들렀을 때 필자와 절친한 고교 친구를 주먹돌로 머리 부분을 몇 번씩 찍었던 필자의 초등교 동기생이 나중에 알고 보니, 필자가 군에서 제대하고 귀가할 무렵인지, 아니면 그 약간 앞서인지 그 원인을 알 수 없는 사연으로 이승을 하직한 사실이 있었다.

필자의 큰 매제를 그 부근에서 약간 떨어져 살고 있던 어느 두 형제가 합심해서, 그것도 야밤에 목뼈가 부러지도록 폭행을 해서 죽게 만들었지만, 그 범인들을 서로 잘 아는 처지라며 쉬쉬하며 안전사고로 위장함에 함께 동조한 듯한 필자의 사돈댁 사형(매제의 남동생)이 필자의 매제 장례 치르고 얼마 되지 않아 운전하던 영업용 택시 차량 사고로 거의 죽음 직전까지 가야만 했던 사연이 있었다.

그리고 필자의 처가댁 장모님 허리 수술 후(주사기로 무슨 시약류만 삽입하는 클리닉으로 알고 있음) 전형적인 치매 현상이 일어나도록 해놓고는, 그 사실을 통고받고도 그 이후의 일은 법대로 되겠지 하는 안일한 생각으로 나 몰라라 하다가 일순간(심장마비로 사망한 것으로 알고 있음)에 내린 하늘의 응징으로 이 세상을 하직한 것으로 보이는 그 사연 또한 우연일 수 있을까?

그리고 시간의 촉박함 따위는 아랑곳 하지 않고 진지한 온구 시구 요구가 있고 필자의 누님집을 방문한 처지라면, 항상 필자가 준비해서 다니는 편작온구기로 곧바로 이 온구법 시구에 의한 온구 시구를 할 제 조금 전까지만 해도 아픈 허리 때문에 인상을 찡그리던 그 사실도 잊고, 약간만 뜨거워도 그 급한 성질에 필자를 언제나 질책하던 친 매형께서 온구 시구 후에는 "허! 시원타!"며 잠시 그 고마움을 표했으나 참았던 담배 맛을 못 이겨 어느새 화상실로 달려간다.

그리고 그곳에서 피우는 담배 한 모금, 아니면 금세 소파에 비스듬히 반쯤 누워 TV를 시청할 때, 필자는 속으로 '업(業)의 자리가 너무 깊어 쉽지 않겠구나!' 하고 생각도 해 보지만 거두절미하고 그냥 "매형! 바로 앉아서 보시지요!"라고만 할 뿐이었다.

그리고 지금부터 몇 년 전 어느 날 우연히 필자가 태어나서 자란 동네 마을이 포함된 소위 '면향지(면사무소 소재 단위로 발행되는 출신 인물, 문화, 경제 등 다방면의 내용을 기재한 소식지)'를 읽어보게 되었다.

필자가 속한 'ㅇ정씨'란의 기재는 고스란히 빠져 있었다. 그 사유를 알아볼 기회가 있어 확인해 보니, "뭐! 큰 집성촌을 중심으로 엮다보니 적은 수의 성씨는 빠질 수도 있지!"의 해답으로 되돌아 왔지만 타성씨의 경우는 이보다 적은 가구 수였어도 제대로 기재된 사실을 간파할 수 있었다.

필자 나름대로 그 관계자들을 대략 알아본 결과 그 중에는 석연찮은 사연들이 있는 것 같아 그냥 넘겼던 일이 있었지만, "확실하게 존재하였던 한 나라의 역사를 무자비하게 왜곡시킨 후 뻔뻔스런 소리로 일삼는 무뢰배 같은, 어느 용서할 수 없는 집단의 그 자들이 사용하는 강탈적 수법을 금방 배워서 익혀 보기 좋게 사용한 전형적인 범죄자의 수법의 경우라고 보겠다.

10~15가구 이상씩이나 되는 성씨가 근 백 년 가까이 일정 지역에서, 그것도 누구나 서로 쉽게 알 수 있는 농촌(면소재지)에서 살아왔던 사실을 행적조차 없게 만들어 버린 그 행위를 볼 때 그 자들의 업(業)의 자리가 과연 어디까지인지 도무지 가늠하기조차 쉽지 않은 형국이라 여겨지는 바다.

이번에는 필자의 가족 얘기인데 하루 세 끼 중에 두 끼(아침, 저녁) 식사 중에는 하루도 빠짐없이 싸워야—식탁에 바른 자세로 앉거라! 한 발을 식탁 고정판 나무 위에 올려 놓지 말아라! 오른쪽 어깨를 너무 높이고 있으니 조금 낮추어라! 음식을 가려서 먹지 말고, 맛이 없으면 만든 이의 정성을 생각해서 고마워하는 마음으로 먹어라! 라고 필자가 제법 많은 시항을 요구하는 것이 사실임—하는 필자가 처와 둘째 사내녀석을 볼 때마다 주문하는 말이지만 이제는 둘째녀석이 필자에게, "보기 싫으면 쳐다보지 말고, 아빠가 좋으면 조선시대로 돌아가라!"는 식으로, 이제는 불효 막급한 말투로만 제쳐두기가 두려울 정도가 되었다.

그럴 땐 옆의 처가 필자를 응원해 주면서 잘·잘못을 지적해 주면 오죽 좋으련만, 처 자신도 스스로의 잘못—처가 잠자리에 들 때 바른 자세가 이것이라며 필자 나름대로 아무리 수정해 주면서 지금까지 살아왔으나 그 자세를 금방 흩뜨려버리고 항상 45도쯤 되어 보이는 각도로 비스듬하면서도 이상하게 굳은 듯한 형태의 모로 눕는 그 버릇은 아마 시집올 때부터 혼수품과 함께 온 잠버릇인가 보다.

근래에는 활인심방의 내용인 오른쪽으로 구부려 누워서 왼쪽 손바닥을 왼쪽 엉덩이 부분에 가볍게 올려놓고, 오른손 팔은 적당하게 편한 자세로 구부려 누워 자는 자세로 가르쳤으나 그도 제대로 지켜보려는 의도조차 하지 않는 것으로 비치는 경우라고 본다 — 을 고쳐야 자식도 가르칠 수 있을 것 같은데, 자기 자신도 어떻게 하는 것이 옳은 잠자리 자세인지도 모르고 필자의 끝없는 교육이 허사로 돌아가기만 하는 그 이유 역시 업(業)의 자리가 너무 깊어 그곳으로부터의 탈출은 아예 전장에서 총탄을 무릅쓰고 사선을 넘는 것과 별반 다를 바가 없는 것으로 보인다.

하지만, 처가 TV를 혼자 시청하다가도 필자가 어른거리면 금방 자세—반가부좌 정도를 취하는 시늉을 내는 정도—를 취해보려는 의도 정도는 발견(?)되는 '어설픈 업자리 탈출'의 행보(?)가 이어지고 있는 셈이라고 얘기할 수 있을 것 같다.

필자의 처의 경우 이 온구 시구를 적어도 수백 번도 더 받은 상태이니 그 정도라도 유지한다고 볼 수 있겠다.

필자의 경우에는 밭에서나 어느 곳에서 아주 힘든 일—밭에서 큰 바윗덩어리 등을 옮기는 작업을 하는 일들—을 한 뒤가 아니면 항상 허리를 쭉 펴고 생활하기를 습관화하고 있다. 잠자리의 버릇도 항시 나름대로 교정에 교정을 더하면서 살아가는 실상이며, 정 견디기 어려울 땐 하는 수 없이 처의 도움으로 이 팔완기통법의 온구 시구를 받는 편이라고 하겠다.

하지만 필자의 하루 일과는 너무 빠듯하다.

아침 일찍 일어나 자식밥(작은 사내아이가 군부대 상근으로 근무중임)을 걱정해야 하고, 농장 밭에서 입었던 흙 묻은 필자의 작업복은 하늘이 두 쪽 나는 한이 있어도 내 몫(백수 시작부터 정해 놓은 필자의 철석 같은 불변의 다짐)으로 빨래해야 하는 못난 사내의 어설픈 작업은 어제도 오늘도 내일도 계속된다고 보겠다.

앞서 밝힌 필자의 어린 시절(친모 사망 후)부터 치르게 된 육체적 고통들이 원인이 되어 그 폐해가 혹시나 유전적으로 작은 녀석에게 전해질까 봐 작은 녀석의 고교시절인지, 아니면 중학 2, 3년생부터인지 필자는 시간적으로 가능한 한 매주 토요일 저녁에는 반드시 이 온구 시구를 시행해서 지금까지 이어오고 있다.

지금까지 상태가 많이 좋아진 것이라 볼 수 있겠고, 한동안 작은녀석의 대추경혈이 제대로 형성되지 않아 고개를 제대로 가눌 수 없었던 때가 있었다고 기억된다.

필자의 생각으로는 아직도 그 업(業)의 자리가 다 끝난 것으로 보이지 않기 때문에 하루빨리 그 자리를 면하게 해주려고 잔소리(?)를 해도 악담까지 해가며 그 업보 떨치기를 극구 사양하는 불효를 저지르고 있는 셈이라고 할 수 있겠다.

또 다른 사연은 2010년 7월 17일경(?) 쯤으로 알고 있는 그날, 필자는 익은 자두―필자의 고로쇠농장 한 편에 심어져 있는 단 몇 그루밖에 되지는 않지만 제초제 한 방울, 또 다른 농약 한 점도 튀어가지 않고 거름 역시 잡풀 썩은 것밖에 주지 아니한 순수 무공해 자두라고 믿고 있음―를 익은 것만 골라 한참 따고 있는데 어디서 누군가가 불쑥 "저, 아저씨! 말좀 합시다. 내가 그리로 갈까요?" 했다.

쳐다보니 알 듯도 한(필자 또래에 약간 못 미친 젊은 남자) 그가 흰 플라스틱 통에 3분의 1가량의 벌레 먹은 사과를 담아 와서는, "아저씨! 이 자두나무에서 발생된 벌레가 우리 농장의 사과를 이렇게 망쳐 놓았으니 이 자두나무 모두 베어야겠어요!" 했다.

그제야 자세히 쳐다보니 필자의 고로쇠농장 주위에 있는 어느 사과농장 젊은 주인인 듯하다고 생각이 드는 중에 그 옆에서, "아저씨, 정말로 그 자두나무를 베든지 무슨 수를 내야겠어요! 내가 우리 사과밭에 농약칠 때 아저씨네 자두나무에도 농약을 좀 칠까요?" 하였다.

그녀는 분명 필자의 고로쇠농장 아래쪽에 있는 사과나무밭 주인이고, 필자의 농장 뒤쪽에 있는 베다 남은 밤밭농사도 같이 짓는 것으로 알고 있는 터였다.

그리고 그 아주머니는 지금부터 7~8년 이상 지난 겨울 어느 날 두지골 그의 시집 집안의 아저씨뻘되는, 필자와도 인사를 주고받는 7, 80되어 보이는 그분(남자)과 함께 필자의 팔완기통연구소를 찾아온 일이 있어, 필자 나름대로 정성을 다해 온구 시구를 해준 일이 있음을 기억해 낼 수 있었다.

그리고 이른 봄철에는 간혹 필자의 고로쇠농장 주위에서 필자 모르는 사이나 빤히 보이는 중에도 장난삼아 농약 안 친 쑥이라서 좀 뜯어 가려 한다는 둥, 핑계를 대며 작은 절도(?)—필자의 단 한 마디의 옳은 허락이 없었기 때문임—를 저지른 일이 있는 셈이다.

필자는 더 깊은 생각 없이 지방의 명성(옛날의 법무사 사무실을 운영했던 사실)도 있고 하니 상식 밖의 짓은 않겠으니 믿고 가서 기다리라고 하면서 젊은 사과농장 주인은 돌려보내고 옆에 서 있던 그 아주머니에게는 조용히 "아주머니! 참 서운하네요. 제 나름대로 호의를 가지고 대했는데 오늘 보니 실망스럽네요."하였더니, "제가 뭐 잘못한 것이 있으면 가르쳐 주세요!" 하면서 필지의 농장 귀퉁이에 그냥 쌓아 놓은 그녀의 사과농장에 사용할 퇴비 무더기를 흘깃 쳐다보았다.

필자는 속으로 '그렇지! 그 퇴비를 남의 땅에 쌓아 둔 것도 당신이 잘못했음은 내 허락을 한 마디도 받은 사실이 없기 때문이지!' 하고 혼자 생각만 하고는 더 이상의 생각은 하지 않기로 마음먹고 끝내버렸다.

필자는 그 길로 곧바로 톱을 들고 와서 천금 같은 자두나무—많이 달리는 해는 벌레는 약간씩 먹었어도 적어도 20kg 들이 4~5상자 정도는 넘게 수확해서 인산 선생의 말씀대로 농약 한 방울 오염되지 아니한, 나이들은 어른들의 신장병에 특효의 약성 자두라고 생각하고 있었음—를 싹둑싹둑 자를 땐 그만 억울한 심정에 눈물마저 핑 도는 것을 겨우 참을 수 있었다고 기억된다.

올해는 그런대로 일찍 등산용 배낭(필자의 도시락 운반용)에 거의 두 배낭에 해당되는 그런대로 익은 자두를 수확해서 처가댁 장인 신장병에 처방하고 난 뒤여서 조금은 다행이었으나 작은 가지 2~3개 놓아두고는 모도 잘라 버리니 아직 덜익은 자두가 작업용 물통에 거의 한 통 정도가 되었다고 기억된다.

　그로부터 2, 3일 뒤에는 남은 자두나무(누런 색깔의 자두가 열리는 나무) 한 그루는 한 가지도 남김없이 완전히 베어 버렸다.

　필자는 속으로 아! 이 사연을 들려주려는 그 목쉰 뻐꾸기의 울음소리를 보름전 쯤에서부터 들었었나 싶어 더욱 아픈 그 마음이 심란해짐을 느꼈다고 생각된다.

　그들의 생각은 아마, "우리 농장의 사과는 농약이야 뒤범벅이 되었든, 어쨌든 간에 돈이 많이 투자된 재산이니, 당신의 벌레 먹은 자두는 그곳에 들어간 돈이 모두다 합쳐보아야 얼마나 되겠냐! 별 볼일 없는 것이니 톱으로 잘라 베어 버리는 게 뭐 대수냐!"는 생각일 것이라 여겨졌다.

　또한 그들은 농약 범벅이 된 사과라도 아무것도 모르는 이들에게 보기 좋게 색깔을 내어 몸에 좋다고 이것저것 선전해서 팔아 들어오는 내 돈이 얼마나 되는 줄도 모르는, 세상물정에는 바보 같은 당신은 이웃동네 사람들도 비웃지 않았냐고 자기들 딴에는 필자에게 손가락질 할 일이라 믿어 의심치 않는 바다.

　평소 필자가 고로쇠농장에 다니면서 가끔 만나는 약간 안면 있는 이들이 필자에게 자주 "요새 농장에 뭣하러 다녀요?" 하며 할 일 없이 그저 자나깨나 낡은 배낭만 짊어지고 다닌다는 듯한 조롱 섞인 어감으로 물어온 적이 있음이 그 증거라 할 수도 있을 것 같다.

아직까지 선량한 농촌의 인심을 함께 나누며 매일 같이 오순도순 함께 물 맑고 신선한 공기 흠뻑 마시며 살아가는 그들에겐 죄스럽기는 하지만, 지금 농촌은 사정없이 뿜어대는 농약의 연무 속에 모든 것(토지, 인성, 식수 등)이 점점 황폐되어 가면서 자기 땅의 농약 친 밭의 햇쑥은 본 체 만 체하면서도, 혹시나 남의 땅에 농약 묻지 아니한 햇쑥이 나는지 도둑처럼 살펴서 귀신같이 찾아내어 아무런 죄의식 없이, 그 잘난 옛날의 후한 농촌의 인심임네 하는 겉과 속 다른 양체 같은 작은 도둑질을 하면서도 그것이 전혀 양심에 반하지 않는 행위인 양 치부해 버리는 것이 현실의 농촌 실정이 아닌지 짚어 보고 싶다.

음식물로부터 인간의 거의 모든 기(氣)를 섭취하는 과정 속에서 원시적 시원을 향해 '농자지천하지대본' 으로 회귀하여야 하는 처지가 되었으나 정작 그 농자(농사, 목축업, 수산업 등 1차 생산직 전반) 본성은 급기야 농약 등에 중독되어 고치기가 너무나 어렵게 되었다보니! 이 일을 어떻게 수습해야 할지 막막할 따름일 뿐이다.

현명한 방도가 그야말로 오리무중이라고 본다.

그러고 보니 지금까지 전해져 내려오고 있는 유명 예언서의, '말세에 살아남으려면 삼각산 아래 반월형을 찾아라!' 는 그 구절이 100% 다 맞는 얘기로 들린다.

또 다른 예언서에서 그 참뜻을 잘못 이해하여 살아남기 위해 '서울의 삼각산 밑에 있는 반월형' 을 찾으라는 예언에 따라 한동안 야단법석을 떨었던 적이 있었음을 알고도 남음이 있는 바라 하겠다.

'심(心, 마음)'이 곧바로 '삼각산 아래 반월형'이라는 쉬운 이치지만 우둔하고 욕심이 목까지 치오른 자는 그 뜻을 쉽게 이해하기란 기대하기 어렵다고 보겠다.

말세에는 본래의 마음의 향방을 찾아내어 때 묻지 아니한 '양심'을 소유해야만 살아남는다는 얘기가 지금부터 400~500년 전에 세상에 퍼졌던 것이고 보면, 현실에 맞는 그 메시지가 너무나도 신기한 예언이었다고 본다.

남은 농약 중독에 걸리든 말든 내 호주머니 속만 채우려는 양심 없는 자는 그 스스로 농약 중독에 먼저 걸리고 마는 업(業)의 상속 이론 내지 업의 속성(업은 마음에서 오고 업의 끝자락은 질병뿐이라는 원칙)을 저버린 삶은 쭉정이의 삶이지 참 알곡의 생산 행위는 아니라고 본다.

언젠가 필자는 『천기(天氣)와 지기(地氣)』라는 어느 풍수가의 저서를 출간 직후 몇 번 정독한 적이 있는데, 그 내용에는 '모든 인생은 자식이 부모의 처소(어머니의 자궁)을 직접 택해서 맺어진 관계'라는 말이 들어 있었다고 생각된다.

필자는 그 당시, '운명은 스스로 개척할 수밖엔 없고(필자가 즐겨 읽어보는 이지함 선생의 토정비결의 글귀 중에 '만약 업을 고치면'이라면 가정법의 글귀를 자주 본 적이 있었다고 생각됨) 부모에게는 죽도록 충성스러운 효성을 가져야 하는 이유가 거기에 있었구나!'라고 다부지게 마음먹었던 적이 있었다.

이 원리에 의한다면 한 번의 생각으로—자식된 자가 선택한 부모가 자신의 생각에 꼭 맞는 부모인지 아닌지의 경우—정한 사항(그 부모의 아들, 딸이 되겠다는 결정 사항)으로 만들어진 부모와 자식간의 관계를 한 가지 뜻에 맞지 않는다고 사사건건 부정적이다가 마침내 무참히 배반하는 경우, 그 역시 존재의 가치를 잃어버린다고 생각됨은 부모와 자식으로 맺어지는 관계는 끊을래야 끊을 수 없는 하늘의 법칙(한 번 룰의 테두리 안에서 정해진 결과)이기에 부모는 곧 하늘이라는 생각을 할 수밖엔 없다고 보기 때문이다.

또한 이 경우는 필자가 법무사 사무실을 운영하고 있을 때의 일이라고 본다.

하루는 전화 벨소리가 울려 무심코 받아보니 난데없이 '법무사! 당신 내게 돈 오천만 원 물어 줘라!' 는 기막힌 전화여서 그 내막을 알아본 결과, 필자가 출타하고 없는 중에 사무원 아가씨가 형을 동생인 줄 잘못 알고 근저당 설정등기를 위임받아 그 처리가 다 끝난 것을 뒤늦게야 동생되는 분이 그 사실을 알고 억울해서 필자에게 전화를 한 일이었다.

두 번째 그에게서 다시 전화가 걸려오자 필자는, '정 그렇다면 선생의 형님을 사기죄로 고발한 후 그 보상을 하겠다고 한 후로는 더 이상 그로부터 전화가 오지 않았고, 그 뒤 얼마 되지 않은 어느 날, 필자가 시외버스를 기다리고 있던 중에 그 형이라고 필자가 잘 알고 있는 그가 지팡이를 짚고 걸어가고 있는 것을 목격하고는 주위의 어느 아는 이에게 문의한 바, 그가 중풍(뇌졸중)으로 쓰러지고 난 뒤 그렇게 되었다고 한 사실이 있었다.

또 다른 한 이야기는 금년, 그러니까 아직 6개월이 채 되지 않았던 일인데, 필자가 둘째아이를 피보험자로 하여 가입한 보험의 보험금 중에서 배당금과 분할금을 각각 지급받으러 가서 그 지급 통지서 2부 모두 내놓았으나 창구담당 아가씨가 해당서류 1장만 주면서 그 아가씨가 직접 몇 군데를 체크하며 그곳만 기재하라고 했다.

그리고 창구담당 아가씨의 그 이야기 중에 '배당금' 소리만 언뜻 하는 것 같았지만, 필자는 그저 안일하게 지급 통지서를 2부 모두 내놓았으니 모두 잘 처리해 주겠지 생각하고는 그 아가씨의 모든 처리가 끝난 후, 돈이 통장에 곧 입금된다는 소리를 뒤로하며 급히 집으로 되돌아와 필자의 핸드폰 메시지 도착 소리에 확인해 보니 '배당금 지급 완료'라는 내용이었다.

그리고 또 조금 지나서 또다시 메시지가 도착해서 확인해 보니 그 역시 '배당금 지급 완료'라는 내용이어서 이상한 생각이 들었지만 완행버스 타고 농장으로 가던 중인지라 확인할 수도 없었다. 하는 수 없이 조금 지나 어느 간이 정류소에서 내려 보험회사 사무실에 전화를 하였으나 담당이 아니라며 보험회사 중앙본부센터를 찾아 알아보라며 미루는 것이었다.

그곳에 다시 전화를 했지만 어떤 의심스러운 사항이 있었던지 담당 창구에 직접 가서 일처리를 하라는 이야기에 따라 또 다시 해당 보험회사 창구로 전화했으나 조금 전 이야기와 똑같은 소리만 반복하길래 필자가 그제야 버럭 소리를 지르며, "이 염천 더위에 겨우 5천 원 정도의 배당금만 받으러 당신네 사무실을 찾은 것이 아니고 분할금 100만 원도 받으러 갔던 고객을 홀대하고 기만하면서 이리저리 장난을 쳐서 되겠냐?"고 하자 그때서야 그 창구담당 아가씨를 바꿔주었다.

"당신과 여러 말할 것 없고 내가 조금 전 당신에게 준 보험금 분할금 100만 원 지급 통지서를 받았어요, 안 받았어요?" (만약 받은 사실이 없다고 우겨대면 혹시 사기죄 정도로 닦달을 할 심사였다고 봄)하자 구차한 변명을 늘어놓기에, "내 지금 당장 그리로 갈 테니 거기 가서 보자!"고 하고는 곧 달려가서 해당 보험회사 사무실에 또다시 들렀더니 힐끔 필자를 한 번 쳐다보는 그 아가씨의 모습이 약간은 움츠러든 모션(?)으로 보였다.

조금 기다렸다가 필자의 차례가 되어서 그 아가씨에게 "왜 배당금 5천여 원만 처리해 주고 분할금 100만 원 처리는 하지 않았어요?" 했더니 "한 장이 찢어져 있어 배당금 한 건만 있는 줄 알았다."는 괴변이었다.

나는 속으로 '당신 앞에 놓여 있는 컴퓨터 키보드만 몇 번 두드려 보면 다 나타나는 정보일 것인데, 나이도 많고 어리석어 뵈는 이에게는 다 이렇게 하나' 싶었다.

"쩍하면 입맛이라고 나도 예전에 도둑놈, 사기꾼, 파렴치한 악덕 채권자, 간악한 채무자를 수없이 재판 참여 해본 터라 아가씨가 더 말을 계속하면 할수록 난처해질 것이 뻔하니 그만 이것으로 끝냅시다!"며 그 아가씨의 얼굴을 정면으로 쏘아 봐도 그냥 늠름한 기색이어서 오히려 필자가 당황한 적이 있었다.

그리고 이 이야기는 의미심장한 어떤 메시지를 전하려는 의도가 분명 있을 것으로 보이던 필자가 앞서 얘기한 적이 있는 어떤 상서로운 기운이 황금색 불빛—필자의 꿈속에 나타났던 실제 어느 지형을 그대로 꼭닮은 어느 산꼭대기 위쪽에 보이던 묘한 불빛—과 함께 피어나던 기억을 언제나 필자의 마음속 생각에 두고 그 산을 3~4번 정도 정상까지 올라가 보았던 그때부터 적어도 4~5년쯤이 흐른 뒤의 2008년 2월초쯤인 그날은 흰눈이 한 잎 두 잎 날리던 날이라 기억된다.

아침식사 때가 조금 지난 시각이었고 완행버스에서 내려 들판 한가운데를 지나서 동네 진입 아스팔트길을 걷고 있던 중에 어디선가 까치의 울음소리가 들렸다. 언뜻 필자가 고개를 돌리니, 흰색의 새여서 아마 근처에 많은 학(백로 종류로 짐작됨)일 테지 하였으나, 계속 울어대는 까치의 울음소리에 다시 확인해 보니 흰까치(백까치)였다.

아주 하얀 순백색은 아니었고, 제법 오염된 색(?)을 띤 탁한 티가 배어 있었음을 곧 느꼈다. 다른 보통 까치와 함께 스스럼없이 그냥 공중을 날아다니다 말고, 논두렁에 앉아 먹이를 찾는 성싶었다.

필자가 그 동네(학동)에 들러 두서너 명의 동네 아주머니들에게, "아주머니 제가 여기 오다보니 백까치가 한 마리 보이던데 이 동네에 뭐 좋은 소식이라도 없나요?" 하자, 어느 아주머니가, "에이 백까치는 몇해 전까지만 해도 두 마리가 보였는데 해마다 계속해서 때가 되면 꼭 날아오지만, 이 동네는 학동이라 하이 많아서인지 별로 신경을 안 써요!" 라며 별대수롭지 않다는 말을 했다.

필자는 혼잣말로 '허! 허! 세상이 변하다 보니 타심통―불교계에서의 주장은 남의 마음을 전해주는 물건으로 분리 하는 것으로 알고 있음― 의 까치가 분명 맞지만 그 얘기도 이젠 시들어버리는 얘기쯤으로 되면서 요즘은 사과 · 복숭아 등 과일이면 보이는 대로 쪼아서 요절을 내어버리는 까치의 횡포에, 한편은 전신주 옆에―요즘은 전봇대에 까치집을 짓는다는 이유로 전문 까치잡이 한전 직원이 새총으로 까치를 잡는 현장을 목격한 바 있음―내동댕이쳐 있던 어느 까치의 주검과 잡은 까치를 실 등에 꿰어 나뭇가지에 매달아 놓은 그들의 허무한 주검을 본 일이 가끔씩 있었다.

하지만 천지신명의 그 사명이 없어져 버린 것은 아닐 터, 한 번 정한 하늘(천지신병)의 영을 없었던 것으로 쉽게 할 수 있는 것은 이 세상에 아무 것도 없다고 보겠다.

천지신명께서 존재하시는 한 불변의 진리를 거역할 순 없고, 동네 주위에 학이 많이 날아다녀 그 속에 섞여 길조의 사명을 다하는 '타심통 흰까치'의 존재를 인식하기 힘든 것 역시 업(業)의 자리일 것이다.

이 일은 1994년경에서 1995년 12월 26일경 그러니까 필자가 사법부 근무를 그만 두기 1~2년 전의 일이었다고 본다.

하루는 G지원장, B판사, 사무과장, 필자(서무계장) 네 사람이 취우령(옛날 신라의 공주가 백제의 왕자가 흘려보낸 헛소문 때문에 왕실에서 쫓겨나자 백제의 왕궁을 찾아가던 길목에 애통하게도 신라 군사들에게 붙잡혀 죽임을 당한 사실이 전해 내려오는 거창읍과 마리면 영승마을 뒷산으로 연결된 계곡임) 송이(여름송이)를 따러 갔었는데 필자는 처음부터 작심하고 만약 송이가 보이면 B판사에게 선사하자—평소 필자와의 사이가 그렇게 원만한 처지가 못 되어 퇴직 전에 선심을 한 번 쓰자는 나름대로의 계산이 있었다고 봄—며 스스로 결정하고 산을 한참 헤매는 중에 어른 주먹만한 송이 한 개가 바위와 바위 사이 좁은 공간에 우뚝 솟아 있어 무심결에 필자는,

"와! 송이다. 판사님! 와 보십시오."

하자 B판사가 달려왔으나 곧바로 그 송이를 따지 않고 멈칫하여서 '아하! 역시 그렇구나!' 싶었다.

그 뒤 법무사 시절의 일인데 B판사께서 처리하던 호적비송사건—언니가 일찍 죽었지만 부모의 잘못으로 동생이 죽은 언니의 이름을 40~45세가 될 때까지 그대로 사용하고 있다가 그 동생이 나이를 3~4살 정도 적게 하려고 호적비송사건을 신청하던 것을 필지가 우겨 호적비송사건으로 하기로 하였던 것이며, 동생의 출생신고와 죽은 언니의 사망신고를 살

아 있던 그의 모친이 행하면 쉽게 처리되는 사안으로 아무런 문제가 없는 일이었으나 근 한 달가량 그 처리가 지연되고 있었기에 그때도 필자는 그냥 그렇구나!의 한마디 느낌이 있었다고 본다―때도 역시 송이 사건 때와 똑 같은 느낌을 받은 바 있었다.

그 당시 필자가 간혹 기(氣)에 대해 얘기(회식 자리 등에서)를 하면 B판사는 술이 거나하게 돌고 나면 "정계장! 당신 말이야 감기는 혼자 독차지하는 것 같고, 한번 감기를 앓으면 70~80 영감은 저리 가라는 정도이면서 기(氣)는 무슨 얼어 죽을 놈의 기야!" 하던 현장이 환하게 스크랩되어짐은 어쩔 수 없음이라 본다.

하지만 B판사가 한 달이 조금 지난 후 호적비송사건을 허가해 준 덕에 그 여동생이 지은 업죄(죽은 언니의 이름을 이유야 어떻든 부당하게 사용한 죄)로 인한 것인지는 모르나 그녀는 그 당시 남편과 결혼, 이혼을 번갈아 3~4번씩 했고 주민등록이 발급되지 않아 투표 한번 하지 못하였다고 하소연하면서 이번에는 꼭 투표를 해야겠다고 그 의지를 실행할 수 있게 해준 필자의 노고에 B판사의 공로(비송사건을 허가해 준 일)가 있음을 감사드리는 바라 하겠다.

16. 활인심방(活人心方)과의 만남은 운명이었다!

　필자가 『활인심방(活人心方)』에 대한 새로운 인식을 갖게 된 것은 2008년 1월 초순경, 그러니까 필자의 이 팔완기통법이 출간되기 꼭 보름 전쯤의 일이며 읍내 상림리에 소재한 어느 농협지점에서의 일이라고 본다.

　대기 시간이 약간 있어 예금인출서를 제출하기 전에 그곳 서가에 꽂혀 있던 책(책 제목은 잘 생각이 나지 않음)을 펼쳐보니, 순식간에 필자의 눈앞에 나타났던 '잘못된 생활습관, 자기 마음이 스스로 짓는 것 — 퇴계가 알려주는 건강과 장수의 비결 활인심방' 의 글귀가 일상적으로 마음속 깊이 파고들어 그곳 볼일을 마치고 나오면서 직원 아가씨에게 그 부분의 복사를 요청하자 그렇게 선명하지는 않았지만 위 내용을 복사할 수 있었다.

　하지만 위 '활인심방 번역서' 를 필자의 손에 넣을 수 있었던 것은 그것도 전화로 특별 주문을 해서 겨우 구입한 날짜가 '2008년 11월 5일' 이었다.

몇 번을 읽고 또 읽었으나 필자가 캐어보고자 하던 '업(業)' 부분의 설명이 선명하게 다가오지 않은 까닭에 그냥 시간을 보내다 말고, 금년 8월초 경 필자가 지난 2010년 3월 15일 자로 시작한 소송문제로 심판청구사건에 시달려 정신없이 세월을 흘려보내던 중 필자가 약간 들은 '반풍수─작년 9월초부터 얼마동안 평생학습관에서 풍수지리학을 강의 듣게 되어 그 교수님과 함께 잠시 필자의 선대 묘소를 짚어본 적이 있었다. 그 교수님의 말씀이 '관송패소절이요'라는 언질도 들은 바 있었음─생각에 필자의 이 토굴에서 몇 번이라도 이 '활인심방'을 섭렵하면 혹시나 '문자리가 보일 테지!' 하며 시간을 보냈었다. 그런데 이제야 겨우 '진주'를 발견하게 되었고, 그 날짜가 위 번역서를 구입한 날로부터 꼭 610일이 되는 날이었다고 짚어 보았다.

솔직히 필자의 『팔완기통법』을 출간하면서도 소위 업(業)에 대한 자리 언급을 몇 군데 시도해 온 것이 사실이지만 갑작스레 튀어나온 업(業)소리에 참으로 황당한 소리라는 반향이 되어 돌아옴을 인정하고 싶다.

필자의 생각에는 이러저러한 사실이 업보의 대가라는 짐작은 이미 있었지만 그 자세한 이유 설명을 덧붙일 수 없었던 것이 사실이었다.

이번 『활인심방(活人心方)』을 펼쳐들고 독서 백편한 관계로 지금의 형편은 전과 판이하다고 말할 수 있을 것 같다.

조선시대의 성리학자였던 퇴계 이황 선생께서 중국 주권

(朱權)의『활인심(活人心)』을 입수해서 번역하고, 거기에 자신의 생각과 내용을 덧붙인 책이『활인심방(活人心方)』일 것이다. 그 내용 중 '모든 병은 자기의 잘못된 생활습관에서 발생하며, 잘못된 생활습관은 자기 마음이 스스로 짓는 것이기에 병을 고치려면 먼저 마음을 다스려야 하고 병의 뿌리는 업(業)이고 업은 마음으로부터 생기는 것, 과거의 기억과 경험으로 쌓여진 습관이 바로 업이고 업은 병이 발생하는 요소'라는 의미를 어느 전문 고전 번역가의 번역을 통해 삶의 지식으로 삼으니, 그 난제가 비로소 해결된 셈이라 하겠다.

인산(仁山) 선생께서 말씀하신, '전생의 모든 사실들이 독맥의 필름에 담겨 있고 이승의 제반사가 임맥의 필름에 새겨져 있다'는 짧지만 그야말로 촌철살인(寸鐵殺人, 한 치밖에 안되는 칼로 사람을 죽인다는 뜻으로, '간단한 경구나 단어로 사물의 급소를 찌름'을 비유하여 일컫는 말)의 대명제가 어려운 난제 속에서 연꽃송이처럼 피어나는 순간이라 말하고 싶다.

금방 90도로 허리 꼬부라진 할머니의 신세에 언제나 지팡이 찾던 그때가 온구 시구 후 순간적 찰나에 모두 다 사라졌어도 또 다시 그 암담한 터널 속을 언제 다시 헤맬지는 그 자신의 노력 여하에 따라 곧바로 올 수도, 아니면 다시는 오지 않을 수도 있다는 것이리라!

궁극적으로는 인간의 질병은 기(氣)의 흐트러짐—바둑판의 가로세로 줄의 이치가 제대로 그어져 있지 아니하고 굽어져 있거나 그 선의 굵기가 약해져서 제대로 이어져 있는지 아니면 끊어져 있는지의 상황처럼 우리 몸의 경락의 옳은 길의 펼쳐짐이 이루어지지 아니한 형색, 어쩌면 어느 한쪽으로 밀려서 있다고 보아도 될 것 같다─을 바르게 하는 필자의 팔완기통법 온구는 그야말로 백병에 다 들어가는 감초처럼 반드시 처방에 필수적인 묘약이라고 할 수 있다.

온 세상의 인간 모두가 다 그와 같은 환희에 찬 구조의 빛을 보기란 여간 어렵지 않지만, 그렇다고 도무지 희망이 절벽이듯 그 가능성이 아주 없는 것도 아니련만! 인간 한 사람 한 사람의 업(業)자리의 색깔, 모양새들이 모두가 다 다르므로 몇 천만 가지 방법이 다 동원되어야 하나, 오직 그 한 사람 한 사람의 본래의 마음(본심)을 찾음이 제일 빠른 첩경임을 알 것만 같다!

필자의 이 '팔완기통법' 온구 시구 후 한순간에 신기루처럼 일어난 기적 같은 효과가 이른 새벽 청량한 깊은 산속 계곡 쪽에서 피어나는 연무처럼 찰나에 사라져버리자 필자를 향해 원망스런 눈초리로 쏘아대던 화살을 되돌려 보내며, 답답한 그들에게 던질 수 있는 그 화두는 오직, '업(業) 때문이외다'였다.

그대의 왼쪽 가슴에 손을 얹고 조용히 참회하며 그 회답을 구했으나 도무지 오리무중이었다면 또다시 그대가 가부좌(반가부좌라도 가능)를 틀고 좌정하여 그대의 심장 고동소리와 함께 들려오는 본성의 참 울림소리를 들어보라! 청하여 보겠지만 그것 역시 쉽지 않음은 내 어찌할 방도 없음이니, 하늘을 원망한들 소용없는 일일 거외다.

사람으로 태어나서 옳은 그 방편 찾아볼 수 있음조차 저 미생들에게는 아예 없음을 잘 알고, '문만덕 계만선' 이치를 다시 한 번 되새기며 참삶을 한 번 다시 살아보구려!

만 가지 덕을 쌓고 만 개의 계단을 오르듯—만 가지 선을 쌓아올려 계단 오르듯 오를 때 인간 내면의 선이 아름다운 꽃으로 피어나는 자기 발전을 이룰 수 있다는 말—보약 같은 위대한 그 말씀들을 하루 빨리 내 가슴속에 새길 때, 그 밝고 빛나는 길은 기어이 열릴 것이라 힘주어 외치고 싶소이다.

필자가 그 분 생전에 늘상 "조금만 더 인정을 갖고 선하게 하면 만사여의(萬事如意)할 것인데……"하며 바랐건만, "타고난 성질이 인정 없으니 그리는(그렇게) 못하겠다"는 그 마음을 고치지 아니하였으니 그 인연 멀어져버렸고, 서로 언약했던, "고치며 살면 되지! 투명치 못하였던 결과는 지금도 고쳐 살아가기를 맹약한 그 시절을 잊어버린 처지가 되고 말면, 그저 업대로 살아가는 인생이었음의 증명이 아니겠는가! 부디 한 번 듣고 흘렸어도 다시 꼭 한 번만 더 음미하시어, 그대의 전도에 다시없는 옳은 길잡이가 된다면 천지신명께 내려 받은 그 사명 더 바랄 게 없음이로소이다.

업(業)은 마음이 정한다는 대전제를!

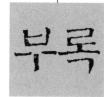

부록

헌법재판소법 제68조 제1항중 '법원의 재판을 제외하고는'의 법적용상 문제점에 대한 고찰

鄭井吉(한국방통대졸, 전직 법무사, 현 팔완기통연구소장)

목 차

Ⅰ 서 론

1. 문제의 제기

(1) 지난날의 관련 판례들

헌법재판소법 제68조(청구사유)는 그 제1항에서, "공권력의 행사 또는 불행사로 인하여 헌법상 보장된 기본권을 침해받은 자는 법원의 재판을 제외하고는 헌법재판소에 헌법소원심판을 청구할 수 있다. 다만 다른 법률에 구제절차가 있는 경우에는 그 절차를 모두 거친 후가 아니면 청구할 수 없다."라고 명시하고 있다. 이처럼 "헌법소원심판 청구 사유"에서 "법원의 재판"을 제외한 사실은 우리 헌법 제103조에서 명시하고 있는 "법관의 독립"의 조항에 기인한 이유에서 "법원의 재판"은 하나도 빠짐없이 헌법 제103조에 의한 법관으로서의 직업적 양심이 바로 서있는 법관에 의해 이루어진 결과물이라는 전제하에 입법된 법조문이라고 본다.

그 속에는 "법관은 법률, 명령, 기타 적법하게 제정 공포된 법령, 기타, 규칙, 조례 등에 의하여 독립하여 재판하는 것이고 개개의 사건에 관하여 여하한 훈령에 의하여 재판하지 않는다는 뜻이므로 원심 판결이 자유심증을 이룩함에 있어서 사회 정의와 형평의 이념을 몰각하고 논리와 경험의 법칙에 따르지 아니하여 현저하게 정의에 위반한다고 보정할 정도의 사실 오인의 위법을 저질렀다고 하더라도 이를 (구)헌법 제77조에 위반한 것으로 볼 수 없다.(대판 1963. 5. 15. 63도 103)"와 같이 그야말로 막강한 힘을 소위 "법원의 재판"에 부여해 온 것을 부인할 수는 없다고 보겠다. 하지만 지금 현대의 감각에서는 동떨어진 감도 없지 않다고 본다.

(2) 현행 헌법 제2장 '국민의 권리와 의무' 의 규정
헌법 제10조 : 인간의 존엄성과 기본권 보장
헌법 제11조 : 국민의 평등 특수계급 제도 부인
헌법 제27조 : 재판을 받을 권리 (제1항)
헌법제37조 : 국민의 자유와 권리 존중 제한

을 각 명시하고 있고, 그중 "재판을 받을 권리"는 법률에 의한 재판을 받을 권리를 제시하고 있다고 보며 그 해당 판례로는

—헌재결 2002. 10. 31. 2001헌바40

법원이 법률에 기속된다는 법치 국가적 원칙을 확인하고, 절차법이 정한 절차에 따라 실체법이 정한 내용대로 재판을 받을 권리를 보장하고 있다. 이로써 위 헌법 조항은 원칙적으로 입법자에 의하여 형성된 현행 소송법의 범주 내에서 권리 구제 절차를 보장한다는 것을 밝히고 있다.

(3) 민소법 제3장(증거, 제1절 총칙)의 290조, 291조

민소법 제290조(증거 신청의 채택 여부)는, "법원은 당사자가 신청한 증거를 필요하지 아니하다고 인정한 때에는 조사하지 아니할 수 있다. 다만 그것이 당사자가 주장하는 사실에 대한 유일한 증거인 때에는 그러하지 아니하다."

같은 법 291조(증거 조사의 장애)에서는, "법원은 증거 조사를 할 수 있을지 언제 할 수 있는지 알 수 없는 경우에는 그 증거

조사를 하지 아니할 수 있다"라고 명시하고 있으며, 그에 관한 판례로는 대판 1959. 10. 15 4292민상104

당사자의 주장 사실이 유일한 증거는 그 증거 신청이 부적법하지 않는 한 조사하여야 한다.

대판 1947. 3. 4 4280민상219

증거의 채부는 원심의 전권에 속하는 바라고 할 수 있으나 이것은 적법한 증거를 명확한 판단에서 채용할 수 있는 것을 의미한다는 것이었으며, 위 판례에서 보듯 "증거 조사의 장애가 되지 않는 당사자의 유일한 증거"는 법원으로 하여금 당연히 그 증거 신청의 채택이 이루어져야 한다는 이론이 현재까지 우리 민사소송법상의 대원칙이 아닌가 생각된다.

그렇다면 만약 여기에 민소법 제290조, 291조에 각 위반한 "법원의 재판"이 있다고 가정할 때, 과연 그 "법원의 재판"은 앞서 기술한 헌소법 제68조 제1항에서 명시하고 있는 "법원의 재판"의 범주에 속할 수 있는 것인지가 의문의 여지가 남는다고 하겠다.

소위 "법률에 의한 재판을 받을 권리(헌법 제27조 제1항에 명기된 절차법이 정한 절차에 따라 실체법이 정한 내용대로 재판을 받을 권리)"가 보장되었던 것인지를 살펴볼 필요가 있다고 본다.

절차법인 민소법 제290조, 291조에서 각 명시한 그 규정을 위반한 즉, "증거 조사의 장애가 되지 않는 당사자 주장의 유일한 증거"를 신성한 법정에서 하물며 재판장이 재판권을 일탈해 가면서 그 유일한 증거 신청을 받아주기를 거절한 뒤, 그 재판에서 패소한 소송당사자는 상소나 재심소송 등을 거치며 헤매다가 그 마지막 단계인 헌법재판소법 제68조에 의한 "헌법소원 심판청구"의 길목에서 그만 그 발길을 되돌려야만 하는 실태가 오늘의 현실이라고 보면 과연 우리나라가 삼권 분립이 되어 있고, 헌법 제103조에서 규정한 양심에 따라 독립하여, 재판관이 재판을 하는 나라인지 의문의 여지가 고스란히 남겨져 있다고 본다.

Ⅱ. 헌소법 제68조 제1항 전단의 '법원의 재판을 제외하고는' 의 법적용상의 문제점

본 장에서는 두 경우의 사례를 살펴보기로 한다.

1. 사례(1)

헌소법 제68조 제1항에서, "공권력의 행사 또는 불행사로 인하여 헌법상 보장된 기본권을 침해받은 자는 법원의 재판을 제외하고는 헌법재판소에 헌법소원심판을 청구할 수 있다고 규정하고 있다.

여기에서 '법원의 재판' 이라함은 소송사건을 해결하기 위하여 법원이 행하는 종국적 판단의 표시인 종국판결과 같은 의미로 사용되기도 하나 소송법상으로는 법원이 행하는 공권적 법률 판단 또는 의사의 표현을 지칭하는 것이다.

이러한 의미에서는 사건을 종국적으로 해결하기 위한 종국판결 외에 본 안전 소송 판결 및 중간 판결이 모두 포함되는 것이고 기타 소송절차의 파생적 부수적인 사항에 대한 공권적 판단도 포함되는 것으로 일반적으로 보고 있다.(헌재 1992. 12.

24. 90 허마158 판례집 4,922. 928)

그런데 청구인은 특허법원2004허7142호 거절결정(특)사건에서 증거 신청을 하였는데 재판장이 이를 불허하였다며 이 사건 헌법소원에서 재판장의 증거 신청 불허 결정의 부당함을 다투고 있는 바, 이는 증거 채부 결정에 대한 재판장의 소송 지휘 및 재판 진행에 관한 헌법소원으로서 소송 지휘 또는 재판 진행에 관한 재판장의 명령이나 사실 행위는 종국판결을 위한 중간적 부수적 재판, 또는 준비 행위로서 성질상 종국판결에 흡수되어 일체를 이루는 것이다.

이에 대한 불복은 종국판결에 대한 상소의 방법으로만 가능하므로 결국 법원 재판을 직접 그 대상으로 하는 심판 청구에 해당한다고 볼 수밖에 없어 부적법하다(헌재 1993. 6. 2 93헌마104 판례집 5-1 431.434 참조)"[1]라는 헌법재판소 제2지정 재판부의 각하 결정 내용인 바, 위 지정재판부는 위 특허법원 2004허7142호의 원심 재판장의 위 준비절차 기일에 청구인이 신청한 유일한 증거를 채택하지 아니한 오류를 밝히는 그 의견은 전혀 언급하지 아니하였다.

이미 앞서 상고나 재심 등의 절차를 거치지 아니하면 헌법재판소에 헌법소원신청을 청구하지 못한다는 분명한 제한 규정이 있음을 간과하면서 지나간 상고심 때 그 잘 잘못을 밝히지 못한 점을 지적하는 소극적 미온의 자세가 적나라하게 표출되었다고 본다.[2]

위 지정재판부의 약간의 성의가 있었다면 위 헌법소원 신청서상에 위 원심재판장의 오류가 확연히 들어날 수 있는 일이지만 안타까운 점이 한두 곳이 아니라고 본다.

2. 사례(2)

헌법재판소법 제68조 제1항에서 "공권력의 행사 또는 불행사로 인하여 헌법상 보장된 기본권을 침해받은 자는 법원의 재판을 제외하고는 헌법재판소에 헌법소원심판을 청구할 수 있다"고 규정하고 있다.

여기에서 "법원의 재판"이라 함은 소송사건을 해결하기 위하여 법원이 행하는 종국적 판단의 표시인 종국 판결과 같은 의미로 사용되기도 하나 소송법상으로는 법원이 행하는 공권적 법률 판단 또는 의사의 표현을 지칭하는 것이며, 이러한 의미에서는 사건을 종국적으로 해결하기 위한 종국 판결 외에 본 안전 소송 판결 및 중간 판결이 모두 포함되는 것이고 기타 소송절차의 파생적 부수적인 사항에 대한 공권적 판단도 포함된다.(헌재 1992.12.24. 90 헌마158 판례집 4922.928)

따라서 이 사건 심판대상인 특허법원 2006재허39 거절 결정(특)사건의 심리과정에서 법원이 한 증거에 관한 결정은 법원의 재판에 해당하여 원칙적으로 헌법소원의 대상이 되지 않는다[3]는 헌법재판소 제2지정재판부의 헌법소원심판 각하 결정 내용에 관한 두 가지 사례를 그 발단의 시초, 과정, 대미의 순서에 따라 나누어 좀 더 심층적으로 살펴보고자 한다.

위 사례(1) 헌법재판소 2010헌마161호 사건의 경우 신청인은 2001. 2. 12자로 대한민국 특허청에 "편작온구기를 사용한 경혈 치료 전, 기(氣)·혈(血) 소통 치료방법(대한민국 특허청에 실용 신안 등록 제2205호로 이미 등록된 안전성이 보장된 온구기인 편작온구기를 사용한, 질병치료의 일종으로 볼 수 있는 경혈치료에 앞서 먼저 이용해 볼 수 있는 기, 혈, 소통치료법, 즉 기,

혈, 소통 강화법이라고 풀이할 수 있겠음)"이라는 방법 발명의 특허신청⁴)을 하였다.

그러나 2003. 9. 16자 심사3국 정밀화학심사 담당관실 심사관 김ㅇㅇ명의로 작성한 특허거절 결정서에서 그 이유로, "이 출원의 특허 청구범위 제1항에 기재된 발명은 그 청구범위에 기재된 바와 같이 편작온구기를 사용한 경혈치료 전 기·혈 소통 치료 방법에 관한 것으로 이는 사람을 치료하는 방법(치료를 위한 예비적 조치방법 건강상태를 유지하기 위한 처치방법도 이에 해당됩니다.)에 관한 것으로 산업상 이용할 수 있는 발명에 해당하지 않습니다.(출원인은 2003. 6. 7자 의견서를 제출하면서 이건 발명은 기 치료 방법에 관한 것으로 이는 일반적으로 물리적인 힘이 가해지는 치료방법 처치방법이 아니라고 주장하고 있으나 기 치료 방법은 인간의 질병을 사라지도록 하는 방법에 관한 것으로 이는 물리적인 힘이 가해지는 여부와는 상관없이 인간을 치료하는 방법의 법주에 속합니다.)"라고 하며 특허 불허가 결정을 하여 신청인은 그에 불복하여 특허청 특허심판원에 불복심판을 청구하였으나⁵) 2004. 10. 30자 특허심판원 제10부 심결2003원3795호⁶)에 의해 "본원 발명은 쑥뜸기(온구기)를 사용하여 사람의 등쪽 부위의 경혈과 배쪽 부위의 경혈에 온구기를 사용하여 기의 흐름을 원활하게 하기 위한 온구기 사용 방법에 관한 발명으로 온구기를 사용함에 있어 경혈부위에 따른 시구순서와 시구시의 몸의 자세에 관한 사항과 시구 시 환자들의 태도 등을 관찰하여 시구의 지속 여부를 결정하는 (사실은 시구의 지속 여부를 결정한다는 내용은 위 심판원의 일방적인 진술임과 동시에 지난날의 직구에 대한 대법원 판례의 구절을 그대로 인용하면서 그 위험성이 있는 것처럼 꾸민 글귀라고 봄) 등에 관한 사항으로 구성되어 있다.

이와 같은 사항은 이 분야의 전문가에 의하여 행할 수 있는 (사실은 위 편작온구치료법 안내 책자에 의해서 초, 중, 고교 학력 졸업자 정도면 누구나 그 경혈도와 부위 찾는 법을 익혀 쉽게 배워 행할 수 있는 사항임에도 불구하고 과장된 문구를 사용하였던 것이 분명함.) 사람의 질병을 치료(사람의 그 어떤 질병을 어떤 방식으로 치료하는 방법이라는 적시가 전혀 없는 모호하고 추상적 판단이었다고 봄) 건강을 증진시키는 (어떤 부분이 그에 상응한다는 표현이 없을 뿐 아니라, 신청인의 체험에 의하면 보통 체격이 건장하고 건강해 보이는 사람에 대한 위 온구시구는 아무런 특별한 효과가 나타나지 않는 즉, 건강한 사람에게는 별반 도움이 되지 않는 점이 도출된 사실이 있음) 의료행위에 관한 것이다. 또한 인체를 필수 구성 요소로 하고 있어 본원 발명은 산업에 이용할 수 있는 발명이라 할 수 없으므로 특허의 대상이 될 수 없는 것이라 하겠다"며 심판청구를 기각한 사실이 있어 이에 불복하여 신청인은 2004. 11. 10 특허법에 소장 (2004허 7142호)⁷⁾을 제출하면서 그 소장 내용 중의 심결 취소 사유를 편작온구기(제작자 및 발명자 고 한성규 한의학 박사의 가정의방 쑥뜸기 편작온구기)는 우리나라 특허청에 실용신안 제2205호로 등록(등록 당시의 명칭은 송풍온구기)된, 그 안정성이 특허청으로부터 인정된 온구기를 사용하고, 세상에 널리 알려져 있는 소위 인간의 기혈 소통의 최상의 자세라는 "가부좌"나 "반가부좌"의 상태에서 인체의 "독맥부분 경혈들(대체로 인체의 등쪽 부분)"과 "임맥부분 경혈들 (대체로 인체의 앞쪽 배등의 부분)의 어떤 특정 조합(신청인이 고안해낸 독맥과 임맥류의 경혈의 종류조합) 등에 위 온구기를 사용한 온구(소위 간접 쑥뜸의 종류와도 구별되어지는 안전한 온구 방법)"를 그 조합 경혈의 위치한 순서대로 위에서 아래로, 동시에 좌에서 우로의 방법으로 온구시구를 행한다는 주장과 "질병은 기의 흐름이 원활하지 못하거나 정체됐기 때문"[8]이라는 그 당시 서울 지방 변호사 소속 김영은 변호사의 진술(갑증 제5호증)과 "자연 치유력이 예민하게 반응하는 반응점이 경혈"[9]이라는 그 당시 전세일 포천중문의대 대체의학 대학원 원장의 진술(갑증제 6호증) 내용과 "침의 신비 과학중 입증"[10]에서 가톨릭대 의대 신경외과 전신수 교수와 동서한방병원 박상동 원장 등이 공동연구한 기능성 자기 공명영상(F-MRI) 내용에서, "왼쪽다리의 양릉천에 침을 놓으면 왼쪽뇌의 운동피질이 활성화됐고, 과학적으로 왼쪽뇌는 인체의 오른쪽을 지배하며, 왼쪽뇌가 활성화되면 인체의 오른쪽 운동기능이 개선된다는 설명이다. 그 동안의 침술치료법이 과학적 근거를 갖게 되었다는 즉, 경락의 실체가 증명되었다는 것은 경혈이 과학적으로 증명되었다는 진술 (갑증 제8호증)을 하였고, 한편 개인적으로 친인척 지인의 관계 등을 통해 수집한 위 온구시구 후의 효과 등을 진술한 진술서 갑증제 9호증~12호증의 진술내용을 그 증거로 제출한 사실이 있었다. 그리고 신청인은 원고의 자격으로 2004. 12. 9준비 서면을 제출하였다. 그리고 지난 특허청 제출의견서 (2003. 6. 7자 특허 거절결정에 대한 의견서)[11]을 인용 제출 진술하면서 원고의 위 온구시구 방법은 지름 4~5cm 정도의 원통형 편작온구기(쑥불의 위치에서 적어도 4cm이상 떨어진 곳에서 인체의 경혈 부위에 쑥

연기가 파상적으로 분산되어 스며들게 제작되어 있음)의 제작 모형, 성질상 그 온기(쑥연기)도 그 철재구멍으로 분산되어 스며드는 점으로 화상의 위험이 전혀 없고, 적어도 1회 (위 온구 방법에 동원된 임, 독맥 부분 전부 합한 수)에 대한 온구 시구에 소요되는 시간은 거의 40~50분씩 소요된다. 그리고 그 중 1회만으로 기·혈 소통치료가 완료되었던 경우 (위 갑증 제9호증, 11호증의 경우) 2~3회 정도로 그 소통치료가 완료되었던 경우 (위 갑증 제10호증의 경우)[12] 등의 사례가 있어 지난날의 특허청위 담당심사관 김oo의 주장과 같이 예비적 처치방법(예: 주사 부위에 소독을 먼저 실시하는 처치 방법과 같음)에 전혀 해당됨이 없는 이유는 원고의 위 온구 방법을 반드시 먼저 실시한 후나중에 모든 경혈치료(위 한의학 박사 고 한성규의 주장에 따른 각 질병에 따른 고유경혈 치료법인 위 경혈들 중 1~3개 경혈만 골라서 집중적으로 1경혈 당 10~15분정도로 온구시구 하는 방법)가 이루어져야만 그 온구시구의 효과가 비로소 나타나는 전제가 아닌, 즉 어떤 질병의 경혈 치료에 앞서 원고의 위 온구시구 방법이 실행되어야 한다는 원리가 아니기에 이처럼 예비적 처치 (본 처치와 예비적 처치가 연이어 나타나는 그 실례로 소독을 먼저하고 난 후 뒤에 그 자리에 주사를 놓는 처치의 형태)에 원고의 위 온구시구 방법이 해당된다는 이론은 얼토당토 않는 주장이라는 진술과 원고의 위 온구시구 방법은 어떤 특정의 질병에만 국한된 기·혈 치료 방법이 아니고 질병이 있는 사람이건, 질병의 소견이 전혀 나타나지 않는 사람(질병으로까지 진단은 나지 않았으나 몸의 불편을 호소하는 기소통 부자유자)이건 어떤 경우에도 한결같은 해당 경혈조합, 같은 순서 등에 입각한 온구시구만 하기 때문에 어떤 특정질병의 치료를 위한 것이 아니고 오로지 기·혈 소통치료 방법일 뿐(인간의 질병은 기의 흐름이 원활하지 못하거나 정체됐기 때문이라는 앞선 김변호사의 주장에 의함)이라는 진술 주장을 한 사실, 그리고 2005. 2. 23자 위 법원 변론준비 서면 제출시에는 지난 2003. 9.26자 특허 심판원장에게 제출한 심판원 제출 거절 결정 불복심판 청구서를 인용 제출하면서 위와 거의 같은 진술을 반복해 진술한 사실이 있었기에 그 진술들의 증거 신청을 위하여 2005. 4.27 특허법원 준비 절차실에서 변론중 원고가 재판장에게 위 진술사항들의 유일한 증거 (위 온구시구 1회 아니면 2~3회 뒤에 또 다른 일부 경혈 등에 대한 집중적 온구로 10~20분 소요의 소위 경혈치료를 한 사실이 있는지 없는지의 증명을 위한 유일한 증거라고 봄) 입증을 위한 증거신청(위 진술인 4인에 대한 각 진술서인 위 갑증 제9~12호증의 각 진정성립 등의 증명을 위한)을 요구하자 그때까지 조용한 목소리로 재판을 진행하던 재판장이 갑자기 고함을 지르며 (그 뒤 며칠이 지난 후에 비로소 알아보니 위 갑증 제10호증의 내용상 진술인 "소장님의 도움을 받아 온구기를 한번 시구한 후 별도로 경혈인 용천경혈을 집중적으로 재차 시구 후"라는 대목을 사실착오에 의하여 원고의 위 온구방식에 의한 위 온구시구 후에 집중적으로 온구시구한 "용천경혈"이 아마 고혈압의 경혈치료점일 것이라는 착오를 일으켜 갑자기 고성을 질렀다고 본다. 그러나 사실 고혈압의 경혈치료점은 위 한 박사의 치료이론에 의하면 "대추경혈"과 "단전경혈"이 고혈압의 경혈치료점임) 증인 신문 후 원고에게 불이익이 있을 수 있으니 알아서 하라! 는 엄포를 해놓고, 그 뒤에는

"원고가 증거신청을 하지 않아도 원만한 판결이 되도록 하겠다"는 위 재판장의 애매한 그 한마디에 착오를 일으켜 원고가 그 증거 신청을 철회하도록 해놓았다. 그리고 그 뒤 변론기일에는 아무런 별다른 재판 의견 없이 그냥 (앞서 원만한 판결이 되도록 하겠다는 약속이 있었으나 그 한마디는 재판장의 식언이었고, 그 후 위 재판 선고기일에는 원고 청구기각의 판결을 내렸다고 보겠다.) 지나쳐 버렸다고 생각되며 그로인해 원고는 증거신청의 절차를 놓쳐버렸다.

위 재판장이 헌법 제103조에서 요구하는 "법관으로서의 직업적 양심"이 제대로 갖추어지려면 그다음 변론기일에나 원고에게 "원만한 판결이 이루어질 수 없을 것 같으니 다시 증거를 신청하라!는 언질이 이루어졌어야 앞선 준비 절차 기일날 재판장의 "원만한 판결이 되게 하겠다."는 그 한마디의 재판장으로서의 진정성이 나타나는 바라 하겠지만 그 뒤 선고기일에 이루어진 "원고청구기각"의 결과에 비추어 보면 그 당시 재판장의 "원만한 판결이 되도록 하겠다."는 그 말은 한순간의 기회를 착오에 빠지게 만든 재판장의 재판권을 일탈한 기만 진술이었고, 식언이었으며 돌이킬 수 없는 과오를 남기고 말았다고 말할 수 있다. 이는 실로 귀찮은 증거신청을 아예 못하게 만든 악의의 범법행위였다고 본다.

이처럼 헌법 제103조에서 요구하는 "법관으로서의 직업적 양식"을 송두리째 내팽개치고 실정법인 민소법 제290조, 291조를 모두 위반한 불법의 판결을 자행한 사안까지 헌법재판소법 제68조 제1항에서 명시한 소위 "법원의 재판"에 끼어 넣어버린다면 사회정의는 요원할 것이 불을 보듯 뻔한 노릇 이라고 본다.

이는 대한민국의 선량한 국민 한 사람 한 사람의 "헌법상 보장된 기본권 침해"가 확연한 결과라고 본다. 다시 말해서 위와 같은 도저히 용납될 수 없는 상황에서 일어난 "법원의 재판"까지 위 헌법재판소법 제68조의 규정에 대입할 수 없는 법논리가 분명함은 헌법 제111조 제1항 제5호 "법률이 정하는 헌법소원에 관한 심판" 중에서 뜻하는 헌법정신이 "정당한 법원의 재판"만이 위 헌소법 제68조 제1항의 전단에 명시된 "법원의 재판"에 해당함이 당연하다고 본다.

　"정당하게 형성되지 아니한 재판"은 헌법소원의 심판을 당연히 받을 수 있어야 한다는 주장이라고 하겠다. 간혹 법논리 뒤에 가려진 그 어떤 옳지 못한 실체적 진실이 왜곡당한 일들이 없지 않음을 내세우며 국민들은 분노하고 있다.[13]

　위 두 번째 사례의 일은 앞서 진술기재한 내용 외에 위원심법원 재판장은 위 준비절차 기일의 막바지쯤에 원고에게 "원고는 위 온구시구의 방법대로 인체에 온구시구하면 어떤 질병이 낫는다는 얘긴가요? 하며 질문을 해와 원고는 "위 온구시구 방법대로 온구시구 후 만약 인체의 임맥·독맥 등의 경락으로 기(氣)혈이 제대로 흐른다면 질병의 징표는 없어진다고 본다."고 하자 재판장은 그 얘기는 결국 질병이 낫는다는 얘기가 아닌가요? 하며 다시 되물어왔다.

　원고는 "인체에 흐르는 임·독맥들의 기가 제대로 잘 흐르면 그 징표가 사라지는 것은 맞으나 그와 같은 상황은 한의학이 본의학이라는 관점에서 살펴봐야 그 문제 해결의 실마리를 찾을 수 있다."(그 이유는 한의학의 본질은 인체의 기·혈의 상태를 혈맥 등을 짚어보는 등의 방법으로 질병 유무 등을 진단하고 있기 때문)는 대답이었으나 그 얘기를 제대로 이해하지 못하는 등의 사실들을 다시 재확인하는 일과 전번 원심의 준비철차기일의 사실착오에 따른 원고를 향한 고함을 지른 일, 그 재판 과정 진행상의 진실을 확인키 위해 그 증인으로 위 원심재판장을 채택해 줄 것과 위 문제의 발단이 된 위 갑증 제10호증의 진술서 작성자를 2007. 2. 8자 원고제출의 "변론재개결정에 즈음한 재심원고의 진술서와 함께 제출한 내용"대로[14] 위 두 사람(원심재판장과 갑증 제10호증의 진술서 작성자)을 동시에 증인 신문을 위해 원고가 위 사건의 재심재판부 (2006재허39거절결정, 특사건)에 그 증거신청을 하였으나 그 당시(2007. 3. 9. 10 : 40 특허법원 302호실) 재심재판장은 어떤 명확한 불허가 사유도 밝히지 아니한 채 어벌쩡한 태도를 취하다가 한참 후에는 원심재판장의 그 당시의 재판권 행사는 정당하였다면서 그 이유는 밝힘이 없이 결국 그 증거 신청을 불허한다는 식으로 증거 신청을 거절하기에만 급급해 하던 그 행위는 재판권을 일탈한 범법행위였다. 그리고 앞서 진술한 사실과 같이 유일한 증거를 민소법 제 290조 같은 법제291조를 각 위반한 범법행위였기에 그 재심재판장의 판결은 효력이 없는 불법적 판결이었다고 본다.

Ⅲ. 헌법 제103조

1. 법조문 내용

(법관의 독립)법관은 헌법과 법률에 의하여 그 양심에 따라 독립하여 심판한다.

2. 판례 유형

(1) 형사 재판에서 법관의 양형결정이 법률에 기속되는 것은 법률에 따라 심판한다는 헌법 제103조에 의한 것으로 법치국가 원리의 당연한 귀결이다.

(헌재결 2005. 3.31, 2004 헌가 27, 2005헌바8(병합)

(2) 한정위헌결정에 표현되어 있는 헌법재판소의 법률 해석에 관한 견해는 법률의 의미 내용과 그 적용 범위에 관한 헌법재판소의 견해로 일응표현한데 불과하여 이와 같이 법원에 전속되어 있는 법령의 해석 적용 권한에 대하여 어떠한 영향을 미치거나 기속력도 가질 수 없다.

(대판 1996. 4.9 95누11405)

3. 법관으로서의 직업적 양심

보통 개개인의 양심을 뛰어 넘는 월등한 법관으로서의 직업적 양심을 가질 것을 요구하고 있다고 본다.

Ⅳ. 결론

앞선 Ⅱ장의 첫 번째 불법적인 재판사례에서 보듯, "소송사건을 해결하기 위하여 법원이 행하는 종국적 판단의 표시인 종국판결과 같은 의미로 사용되기도 하나 소송법상으로는 법원이 행하는 공권적 법률판단 또는 의사의 표현을 지칭하는 것이다.

이러한 의미에서는 사건을 종국적으로 해결하기 위한 종국판결 외에 본 안전 소송 판결 및 중간 판결이 모두 포함되는 것이고 기타 소송절차의 파생적 부수적인 사항에 대한 공권적 판단도 포함되는 것으로 일반적으로 보고 있다."는 "법원의 재판"의 실체적 진실은 절차법이 정한 절차에 따라 행해지고 실체법이 정한 내용대로 이루어진 "법원의 재판"만을 의미한다고 보며 그 반대의 경우인 앞선 위 두 경우의 법원의 재판은 실정법인 민소법 (특허 소송이 민소법의 조항에 준용된다고 봄)에 위반된 불법의 판결도출의 경우는 과연 헌법 제103조에서 규정한 "법관의 직업적 양심의 소유"하에 이루어진 "정당한 법원의 재판"이 될 수 있는지 의문이 아닐 수 없다고 본다. 헌소법 제68조의 전단에 명시한 "법원의 재판"의 범주는 실정법인 민소법 등 그 절차법이 정한 절차에 따라 실체법이 정한 내용대로 이루어지지 아니한 "법원의 재판"은 그 범주에서 제외시켜야 헌법 제103조에서 제시하는 법관으로서의 직업적 양심을 공고히 하는 밑거름이 됨과 동시에 사회정의 실현의 첩경임을 밝히고자 한다.

1) 2010헌마161 헌법소원 각하 결정문 내용

2) 2010헌마161 헌법소원 신청서 내용 중

3) 2010헌마162 심결 각하 결정문 내용 중

4) 대한민국 특허청 제출 10-2001-0006863호 특허

5) 2003원 3795호 특허거절 결정에 대한 불복심판 청구서

6) 2003원 3795호 특허거절 결정 불복심판에 대한 청구 기
각 결정문 내용중

7) 특허법원 제출 2004허 7412호 소장 내용중

8) 1999. 3. 22자 법률신문 제16면 '법조광장' 란 내용중

9) 동아일보 2003. 10. 28자 A7면 '침과 뜸 서양의학과 만
나면' 중의 내용

10) 동아일보 2004. 10. 13자 A29면 "침의 신비 과학적 입
증"란의 내용중

11) 신청인이 특허청에 2003. 6. 7자 제출한 의견서

12) 위 갑증 제10호증의 진술내용 중 일부

13) 동아일보 2010. 7. 5자 오피니언란 A31면 내용

14) 2007. 2. 8자 원고제출의 변론재개 결정에 즈음한 재
심 원고의 진술서 내용중

헌법재판소법 제72조 제3항 제4호의 법적용에 따른 위헌법률 심판제청의 길에 관한 고찰

鄭井吉(한국방통대졸, 전직 법무사, 현 팔완기통연구소장)

Ⅰ. 서론

1. 문제의 제기

헌법재판소법 제41조(위헌 여부심판의 제청)는 "법률이 헌법에 위반되는 그 여부가 재판의 전제가 된 때에는 당해 사건을 담당하는 군사법원과 법원(법원조직법 제3조에서 명시한 대법원, 고등법원, 특허법원, 지방법원, 가정법원, 행정법원만이 그에 해당된다는 헌법재판소 제1지정 재판부[1]의 견해가 있음)은 직권, 또는 당사자의 신청에 의한 결정으로 헌법재판소에 위헌 여부의 심판을 제청한다."라고만 명시 되어있어, 헌법재판소법 제72조[2](사전 심사 규정)에 명시되어 있는 "헌법재판소장은 헌법재판소에 재판관 3인으로 구성되는 지정재판부를 두어 헌법소원 심판의 사전심사를 담당하게 할 수 있다."는 조항에 의하여 헌법재판소의 3인의 재판관으로 이루어진 "지정재판부"에 의한 위 같은 법 제72조 제3항 제4호의 사유로 "각하결정(헌법소원신청에 대한)" 시 위 지정재판부가 제시하는 적용법조 근거가 부적법할 경우, 위 지정재판부의 "각하결정"에 불복할 수 있는 길이 있는지 그 여부가 불분명한 결과가 야기된다고 하겠다.

우리 헌법 제107조[3]는(법률 등 위헌제청심사권 행정심판) 그 제1항에서 "법률이 헌법에 위반되는 여부가 재판의 전제가 된 경우에는 법원은 헌법재판소에 제청하여 그 심판에 의하여 재판한다."라고만 명시하고 있으므로 법원 (헌법 제101-110조)[4]과 헌법재판소(헌법 제111-113조)[5]로 편제되어 있는 우리 헌법 구조상 법원조직법 제3조[6]에서 적시한 법원의 종류인 6개 법원과 군사법원만이 위헌여부 심판의 제청자로 규정에 놓은 법조문 상황에서 헌법재판소 스스로가 위헌여부결정을 하도록 바라기란 거의 불가능한 일이라 볼 수 있는 까닭에 "헌법재판소법 제41조[7]"는 헌법 제27조[8](재판을 받을 권리)에서 규정한 "모든 국민은 헌법과 법률이 정한 법관에 의하여 법률에 의한 재판을 받을 권리를 최대한으로 가질 수 있도록 하기에는 충분하지 못한 규정이 된 결과라고 본다.

그 때문에(그 이유는 3인의 지정재판관으로 구성된 각 지정재판부 3인의 재판관 전원의 일치된 의견으로 결정된 사항이 그 법적 근거의 법리해석에 부적법한 부분이 있을 경우, 그 예로 우리 헌법 조문상의 법리해석과 합치되지 아니한 경우 그에 대한 불복 방법을 전혀 열어 놓지 않아서 오는 국민의 말할 수 없는 고충을 무시한 부분이 지금 바로 눈앞에 나타나고 있다고 사료되기 때문임) 그 개선 방안이 시급하여 하루속히 모색 되어야만 한다고 보아 그 실행의 의지를 표하는 바라 하겠다.

2. 헌법재판소법의 제정 목적 및 관장사항

(1) 제정 목적 (헌소법 제1조)[9]
헌법재판소의 조직 및 운영과 그 심판 절차에 관하여 필요한 사항을 정함을 그 목적으로 하고 있는 것으로 볼 수 있겠다.

(2) 관장사항 (헌소법 제2조)[10]
가. 법원의 제청에 의한 법률의 위헌 여부심판

나. 탄핵의 심판

다. 정당의 해산 심판

라. 국가기관 상호간, 국가기관과 지방자치단체간 및 지방 자치단체 상호 간의 권한 쟁의에 관한 심판

마. 헌법소원에 관한 심판

등으로 각 규정하고 있음을 알 수 있듯이 국민 개개인의 권리 증진을 위한 심판 청구 방법으로는 위 "가"항의 "법원의 제청에 의한 법률의위헌 여부 심판"과 위 "마"항의 "헌법소원에 관한 심판"의 항목이라고 볼 수 있을 것 같으며 그중 제일 먼저 명시하고 있는 사항으로만 봐도 헌법 재판소의 관장사항 중에서도 그 핵심을 차지하고 있는 부분이 위 제"가"항 임을 알 수 있을 것 같다.

(3) 앞 항에서 살펴본 바와 같이 현재 국민 개개인의 권익을 위해 위 제 가, 마 항의 사항으로 헌법재판소의 문을 두드리는 국민이 보다 많을 것으로 생각되어지며 자유민주주의 국가의 주인인 국민의 한 사람으로서 소송분쟁에서 헌법재판소를 찾아 그 심판을 청구함은 미루어 생각해 보면 최후의 진정 마지막 보루인 점(어느 사법기관보다도 더 최종적으로 막바지의 보루인 셈으로 생각되어짐)을 감안할 때 그 임무가 어느 다른 타 헌법기관보다도 더 중요한 자리를 차지하고 있기에 헌법재판소 재판관 9인 전원은 보다 헌법 제103조[11]에서 요구하는 진정한 "법관으로서의 직업적 양심"을 가져야만 된다고 믿는 바라 하겠다.

이와 같은 이유에서 현실적으로 모든 국민의 그 이상과 포부

에 맞게 그 조직이 운영되어지고 있는 시스템인지를 살펴보면서 앞서 제기한 그 문제점을 짚어 보고자 한다.

이처럼 헌소법 제72조의 규정에 의해 헌법재판소장이 헌법재판소에 재판관 3인으로 구성되는 지정 재판부를 두어 헌법소원 심판의 사전심사를 담당하게 하고 있는 시점에서 보면 같은 법 제3항에서 "지정재판부는 다음 각 호의 1에 해당되는 경우에는 지정재판부 재판관 전원의 일치된 의견에 의한 결정으로 헌법소원의 심판청구를 각하한다.

1. 다른 법률에 의한 구제 절차가 있는 경우 그 절차를 모두 거치지 않거나 또는 법원의 재판에 대하여 헌법소원의 심판이 청구된 경우.

2. 제69조[12]의 규정에 의한 청구 기간이 경과된 후 헌법소원이 청구된 경우.

3. 제25조[13]의 규정에 의한 대리인의 선임 없이 청구된 경우.

4. 기타 헌법소원 심판의 청구가 부적법하고 그 흠결을 보정할 수 없는 경우"라고 규정하고 있는 바 위 제1, 2, 3호에 의한 사유로 헌법 소원을 각하 결정함에는 어느 정도 별다른 이의가 없어 보이지만, 위 제4호의 "기타 헌법소원 심판의 청구가 부적법하고 그 흠결을 보정할 수 없는 경우"의 사유를 들어 헌법소원 심판청구를 각하 결정할 경우 그 적·부 적법의 판단 중에 위 지정재판부의 법리 해석에 만약 흠결이 있을 경우 (그 예로 헌법에 위반된 법률해석을 할 경우)[14]그에 대한 "위헌 법률 심판 제청의 길"을 당연히 열어 놓았어야 함에도 불구하고 그 길을 전혀 열어 놓지 않은 결과로 되어진다는 것이다.

사견으로는 위 헌법재판소 재판관 3인으로 지정된 "지정재판부"도 하나의 "법원"으로 볼 수 있다고 생각되지만(헌법 제107 조의 조문인 "법률이 헌법에 위반되는 여부가 재판의 전제가 된 경우에는 법원은 헌법재판소에 제청한 그 심판에 의하여 재 판한다."의 "법원"에 위 헌법재판소의 각 지정재판부도 포함되 어야 하지 않나 생각되지만 헌법재판소의 생각은 그와 같지 않 은 것으로 알고 있음) 좀처럼 쉽지 않은 난제의 일이라 생각된 다.

Ⅱ. 헌법재판소법 제72조 제3항 제4조 호의 법적용의 문제점

본 장에서는 먼저 "기타 헌법소원 심판의 청구가 부적법하고 그 흠결을 보정할 수 없는 경우"의 사유를 들어 각하 결정한 헌 법재판소 각 지정재판부의 지난날의 심결사항에 따른 판단내용 을 예를 들어 제시하며 살펴보고자 한다.

사례(1)

2005. 4.27. 특허법원에서 2004허7142호[15]거절결정(특)사건 재 판중 주요 증인 등 (그 당시 원고의 주장은 유일한 증거인 위증 인들의 증인 신문만 적법하게 이루어졌으면 재판장의 청구기각 의 판결은 쉽게 일어날 수 없는 사안이라고 보았던 것임)에 대 한 증인신문을 유일한 증거로 신청하였으나 그 재판장이 맨 처 음에는 고함까지 지르면서(재판장의 사실의 착오로 볼 수 있 음), 원고가 증거 신청한 증인 신문 후 불이익이 있을 수도 있으 니 알아서 하라는 등 윽박지르고 나중에는 증거 신청을 하지 않

아도 원만한 판결이 되게 하겠다며 달래어 그 증거 신청을 철회하도록 해놓았다.

그 결과 판결 선고 시에는 원고 청구기각 판결을 받게 한 불법을 자행한 사실(구두약속이었으나 원만한 판결 운운하며 원고의 판단을 흐리게 해 증거 신청의 기회를 차단함)이 있어 "재판을 받을 권리 등이 침해되었다."며 2010. 3.15 위 재판장의 증거 신청 불허 결정의 위헌 확인을 구하는 헌법소원 심판청구[16]를 하였으나 헌법재판소 제2지정 재판부는 헌법재판소법 제68조 제1항에서 "공권력의 행사 또는 불행사로 인하여 헌법상 보장된 기본권을 침해받은 자는 법원의 재판을 제외하고는 헌법재판소에 헌법소원 심판청구를 할 수 있다."고 규정하고 여기에서 "법원의 재판"이라함은 "소송사건을 해결하기 위하여 법원이 행하는 종국판단의 표시인 종국판결 외에 법원이 행하는 공권적 법률 판단, 또는 의사의 표현을 지칭하는 것이므로 본 안전 소송 판결 및 중간 판결이 모두 포함되는 것이고 기타 소송절차의 파생적 부수적인 사항에 대한 공권적 판단도 포함되는 것으로 일반적으로 보고 있다.(현재 1992.12.24.90헌마 158 판례집 4.922.928)"라고 판단하며 2010. 4. 6자 헌법 소원심판 청구를 각하 결정[17]하였다.

그 당시 원고는 아무리 구두의 약속(원만한 판결을 내리겠다)이지만, 원고가 절박한 심정의 법정에서 한순간의 착오를 일으키기에 십상인 알쏭달쏭한 언어를 구사하여 증거 신청을 철회시키는 데만 골몰했던 그 재판장이 다음 변론기일에 그 어떤 또 다른 증거 신청의 필요성도 귀띔하나 없이(원만한 판결이 되지 못할 것 같으니 다른 증거가 필요하다는 등) 구두 언약을 식언

하면서 그냥 원고 청구기각의 판결을 내리면서 자기 딴에는 한 번 애기한(원만한 판결을 내리겠다) 한마디에 어떤 책임감도 느끼지 못하는 심성이 (헌법 제103조의 양심이 전혀 보이지 않는 경우) 신성한 재판을 받을 권리를 송두리째 잃었다는 절규의 청구하였으나 여지없이 묵살되고 말았다고 하겠다.

사례(2)

위 제(1)항의 헌법소원심판 청구 당시 청구취지를 청구인의 헌법상의 권리인 "법률에 의한 재판을 받을 권리와 신속한 재판을 받을 권리를 방해하였고, 더 나아가 인간의 존엄성과 기본적 인권을 유린하고 불평등한 대우를 자행한 것이다."라는 결정을 구한다는 청구 취지의 기재였으며 앞선 기재와 같이 헌소법 제72조의 "사전심사"에 대한 "심판청구각하"였었다고 생각한 후 청구인은 2010. 4. 12.자 그 청구취지를 "원심재판(1심)장의 행위는 헌법 제103조에서 요구하는 법관으로서의 직업적 최소한의 양심을 갖추지 못한 행위(민소법 제290조[18] 후단의 법조문을 명백하게 위반한)였고, 그로인해 자격 없는 재판장의 판결이었기에 무효이며, 나아가 청구인의 헌법과 법률에 정한 법관에 의하여, 법률에 의한 재판을 받을 권리를 방해한 행위이다."[19] 라는 결정을 구한다는 헌법소원 심판 청구를 재차 신청하였으나, 2010. 4. 20. "헌법재판소는 이미 심판을 거친 동일한 사건에 대하여는 다시 심판할 수 없는 바 (헌법재판소법 제39조) 이 사건 심판청구와 동일한 내용의 심판청구에 대하여 2010. 4. 6 이미 각하 결정한 바 있으므로 이사건 심판 청구는 일사부재리의 원칙에 위배되어 부적법하여 헌법재판소법 제72조 제3항 제

4호에 따라 이를 각하하기로 하여 관여 재판관 전원의 일치된 의견으로 결정한다."[20]며 각하 결정한 사실이 있다.

사례(3)

청구인은 이에 위 각하 (2010헌마 161호와 223호)결정은 헌소법 제72조의 규정에 의한 "사전심사"에 거친 사안을 헌법재판소의 재판관 전원이 참석한 "심결을 거친 사안"에 비유해서 헌소법 제39조[21]를 제시하며 우리 헌법 제13조[22](형벌불소급, 일사부재리, 소급입법제한, 연좌제금지) 제1항의 "모든 국민은 행위시의 법률에 의하여 범죄를 구성하지 아니하는 행위로 소추 되지 아니하며, 동일한 범죄에 대하여 거듭 처벌받지 아니 한다"와 그 "판례"(처벌의 개념 및 범위 : 일사부재리 또는 이중처벌금지의 원칙에 있어서 처벌이라고 함은 원칙적으로 범죄에 대한 국가의 형벌권 실행으로서의 과벌을 의미하는 것이고 국가가 행하는 일체의 제재나 불이익 처분이 모두 그에 포함된다고는 할 수 없다. 헌재결 2002. 7. 18 2000헌 바57)에 반하는 심결결정을 하였다며 그 재심헌법소원심판[23]을 2010. 5. 10자로 헌법재판소에 청구한 사실이 있으나 2010. 5. 25 헌법재판소 제2지정 재판부는 그 심결 각하 결정문에서(사실상 원심결에 관여한 헌법재판소 제2지정재판부의 심결결정이기에 그 효력에 문제가 있는 사항이라고 생각됨) "청구인은 이사건 재심대상결정이 그 청구취지를 2010. 헌마 161사건의 것과 동일한 것으로 판단하여 심판청구를 각하한 것에는 판단유탈의 위법이 있다고 주장하나, 앞서 본 두 사건은 모두 특허법원의 재판에 대하여 불복하는 것에 지나지 아니하므로 이사건 재심대상 결정이 두 사건은 동일한 것으로 보아 그 청구를 각하한 것에는 판단유탈의 위법이 있다 할 수 없다는"[24] 이유 등으로 심판청구는 각하한 사실이 있다.

이는 청구인의 헌법 제103호조에서 요구하는 "법관으로서의 직업적 양심을 소유하지 못한 상태의 재판"이기에 자격 없는 재판관의 행위에 의해서 헌법 제27조 상의 "헌법과 법률이 정한 법관에 의하여 법률에 의한 재판을 받을 권리"를 방해 당하였다는 그 절실한 요구가 외면당한 셈이라고 생각할 수 있겠다.

사례(4)

한편 청구인은 특허법원 2006재 허39 거절결정(특)[25]재심청구 사건의 재판장이 그 변론기일인 2007. 3. 9 10 : 40 특허법원 제302호 법정에서 속행된 그 재판과정에서 청구인이 청구한 이건 대상판결(2004허7142)의 재판장과 위 사건의 갑증 제10호 증의 진술 작성자를 이 사건의 중요한 증인으로 채택해 줄 것과 위 두 사람을 청구인이 위 법원에 2007. 2. 8자 "변론재개 결정에 즈음한 재심원고의 진술서"와 함께 접수 제출한 내용대로 위 두 증인을 신문해 줄 것을 증거 신청하였으나 그 어떤 명확한 불허가 사유도 밝히지 아니한 채 어물쩍한 태도로 그 증거신청을 불허가 한다는 식으로 거절하기에 급급하였던 그 행위는 재판권을 일탈한 범법행위였다.

그로 인해 청구인의 헌법상 권리인 법률에 의한 재판을 받을 권리와 신속한 재판을 받을 권리를 방해하였고, 인간의 존엄성과 기본적 인권을 유린하고 불평등한 대우를 자행한 행위였다는 결정을 구하는 헌법소원신청을[26] 2010. 3. 15자로 헌법재판소에 청구한 사실이 있으나 2010. 4. 6자 헌법재판소 제2지정재판부는 앞서 진술한 (1)항의 사례와 똑같은 이유로 심판청구를 각하하였다(위 제1항의 사례와 같은 헌법재판소 제2지정 재판부의 심결결정이고 보면 당연한 귀결이었다고 봄).

사례(5)

이에 청구인은 2010. 4. 12자 그 청구 취지를 앞서 기술한 제4항의 내용에 추가로 "청구인이 2007. 3. 9자 본인의 직접 수기로 작성한 A4용지18매 분량에 달한 ○○○재판장님께"라는 서두로 시작한 진술서를 2007. 3. 12자로 접수 우체국 빠른 등기 우편으로 접수하여 2007. 3. 13자 배달우체국에서 정당한 수취인에게 배달 완료하였다고 밝혀진 "종적조회 결과보고서[27]가 있음에도 불구하고 위 청구인의 진술서를 위 재심기록에 현출시켜 함께 편철하지 아니하고 유기한 것으로 보이며, 이는 헌법 제103조에서 요구하는 법관으로서의 직업적 양심을 최소한으로도 갖추지 못한 처사였고, 그로 인하여 청구인의 헌법과 법률에 정한 법관에 의하여 법률에 의한 재판을 받을 권리를 침해당한 것이다"라고 기재하여 다시 한 번 헌법소원심판 청구[28]를 하였다.

그러나 2010. 5. 4 헌법재판소 제3자정재판부는 "청구인은 법원의 재판에 대한 헌법소원이라는 이유로 각하된 2010헌마162 사건과 동일한 내용의 이사건 헌법소원 심판청구를 하였는 바, 헌법재판소는 이미 심판을 거친 동일한 사건에 대해서는 다시 심판 할 수 없으므로 (헌법재판소법 제39조) 이 사건 심판 청구는 일사부재리의 원칙에 위배되어 부적법하다.

그렇다면 이 사건 심판청구는 헌법재판소법 제72조 제3항 제4호에 의하여 각하하기로 하여 관여 재판관 전원의 일치된 의견으로 주문과 같이 결정한다."며 심판청구를 각하[29]한 사실이 있다.

사례(6)

청구인은 이에 따라 앞서 기술한 제(3)항과 같은 사례와 거의 유사한 내용으로 위 각하(2010 헌마 162. 224호) 결정은 헌법 제13조에 위반되는 사항이라며 2010. 5. 7자 재심헌법소원 심판청구[30]를 하였으나, 2010. 5. 25자 헌법재판소 제2지정 재판부는 앞선 기재와 거의 유사한 내용으로 그 심판청구를 각하[31]한 사실이 있다.

Ⅲ. 헌법제13조와 헌법재판소법 제39조의 성격과 그 판례

1. 헌법 제13조

(1) 헌법 제13조에서는 형벌불소급, 일사부재리, 소급입법제한, 연좌제금지의 항목 아래 그 제①항에서 "모든 국민은 행위 시의 법률에 의하여 범죄를 구성하지 아니하는 행위로 소추되지 아니하며, 동일한 범죄에 대하여 거듭 처벌받지 아니한다"고 명시하고 있다고 본다.

(2) 판례의 유형(헌법재판소 2002. 7. 18 현재결)
일사부재리 또는 이중 처벌금지의 원칙에 있어서 처벌이라고 함은 원칙적으로 범죄에 대한 국가의 형벌권 실행으로서의 과

벌을 의미하는 것이고 국가가 행하는 일체의 제재나 불이익 처분이 모두 그에 포함된다고는 할 수 없다.(헌재결 2002. 7. 18 2000헌 바57)

2. 헌법재판소법 제39조

(1) 법조문 내용(헌소법 제39조)
"헌법재판소는 이미 심판을 거친 동일한 사건에 대하여 다시 심판할 수 없다."라고만 명시하고 있는 것을 볼 수 있다.

(2) 헌소법 제39조상 심판의 의미
심판(헌법재판소 재판관 전원이 참석한 정식절차의 심결 결정)은 헌법재판소법 제72조의 규정에 의한 사전심사과정에서 한 결정 즉 지정재판부의 심결결정과는 서로 명백하게 다른 것이라고 본다.

3. 헌법 제13조에 합치되는 헌소법 제39조의 법리해석

헌법 제13조에서 명시한 "동일한 범죄에 대하여 거듭 처벌받지 아니한다"는 법 이론에 맞는 헌소법제 39조의 소위 일사부재리의 원칙은 적어도 "헌법재판소 재판관 전원이 참석한 심판에 의한 결정"만이 그에 갈음함을 대원칙으로 한다고 하겠다.

Ⅳ. 헌법재판소 제1, 2지정 재판부에 각 위헌 법률심판 제청한 사례

사례(1)

앞서 밝힌 Ⅱ-(1)~(6)항의 청구사항처리 결과를 지켜보고 청구인은 그 신청취지를 "위 지정 재판부의 헌법재판소법 제39조의 법리해석은 헌법 제13조의 규정에 위배된다."는 취지로 2010. 7. 12자 "위헌 법률심판제청신청"을 하였으나 위 제1지정 재판부는 헌법재판소는 "위헌 법률심판제청신청"을 직접 접수 처리할 수 없다며 (2010 헌아187 헌법소원 각하 결정 취소) 그 각하 심결서 내용에 "위헌법률심판제청권자는 군사법원과 법원 조직법 제3조에서 명기한 대법원 고등법원 특허법원, 지방법원, 가정법원, 행정법원 등의 6개 법원뿐이기에 그 청구를 받아들일 수 없다(2010 현아187)는 심결 이었다고 본다."

사례(2)

또한 청구인은 2010. 7. 19자 앞서 밝힌 청구사항 등의 이유 등에서 그 신청취지를 "헌소법 제68조[32]의 '청구사유' 조문내용 중 제1항 '법원재판을 제외하고는' 헌법재판소에 헌법소원 심판을 청구할 수 있다는 조항은 헌법 제27호 제1항 같은 법 제3항에 위배되고 헌법 제103호의 정신을 무력화 시키는 위헌적 조항이다" 라는 취지로 위헌 법률심판제청신청을 헌법재판소에(제2지정 재판부)청구한 사실[33]이 있다. 그리고 위 제2지정 재판부는 2010. 7. 27자로 "2010헌마445[34] 헌법재판소법 제68조 제1항 위헌 확인"이라며 그 심결 판단에서 "법령에 대한 헌법소원의 청구기간은 법률이 시행된 뒤에 비로소 그 법률에 해당하는 사유가 발생하여 기본권 침해를 받게 되는 경우에는 그 사유가 발생하였음을 안 날로부터 90일 이내에 그 사유가 발생한 날로부터 1년 이내에 헌법소원을 청구하여야 한다(헌재1996.8.29 94헌마113, 판례집8-2 141.153; 1998.7.6 95헌바 19등 판례집 10-2 89,101).”

살피건대, “청구인이 2004허7142호 거절결정(특)사건에서 법원이 증거에 관하여 한 결정의 위헌 확인을 구하는 헌법소원심판을 청구하였으나 헌법재판소가 2010. 4. 6 이사건 법률조항에 따라 법원의 재판은 원칙적으로 헌법소원의 대상이 되지 않는다는 이유로 각하 결정을 하였으므로(헌재2010헌마161) 적어도 청구인은 위 2010헌마161각하 결정의 정본이 청구인에게 송달된 날인 2010. 4. 9 이사건 법률조항으로 인한 기본권 정해사유가 있음을 알았다고 할 것인데 그로부터 90일이 지났음이 역수상 명백한 2010. 7. 19 이 사건 헌법소원 심판을 청구하였으므로 청구기간을 도과하였다”라고 그 심결 각하 이유를 제시하였던 사실이 있다.

(3) 이처럼 두 경우 모두 헌법재판소 지정재판부에 “위헌법률심판제정신청”은 현행법의 제도권 밖의 사항이라는 의견으로 그 위헌법률심판제청신청을 받아 주기를 거절한 셈이라고 보겠다.

V. 결론

앞서 기술한 바와 같이 법원조직법(1987. 12. 4전개 법률 제3992호) 제3조가 규정하고 있는 법원의 종류는 6종(대법원, 고등법원, 특허법원, 지방법원, 가정법원, 행정법원)뿐이라고 판단하여, 헌법재판소법 제41조(위헌여부심판의 제청) 제1항에서

"법률이 헌법에 위반되는 여부가 재판의 전제가 된 때에는 당해사건을 담당하는 법원(군사법원을 포함한다. 이하 같다)은 직권, 또는 당사자의 신청에 의한 결정으로 헌법재판소에 위헌 여부의 심판을 제청한다"라고만 명시하고 있으므로 헌소법 제39조에서 적시한 "헌법재판소는 이미 심판을 거친 동일한 사건에 대하여는 다시 심판할 수 없다"는 법조문을 내세웠다.

이는 헌법재판소법 제72조의 "사전심사" 규정에 의해 헌법재판소 재판관 3인으로 구성된 "각 지정 재판부의 심결로 각하 결정된 사안"을 헌법재판소 전원의 재판관 심판을 거친 사안처럼 주장하며 헌법소원심판청구를 다시 하려는 의도를 처음부터 막아버리는 적법치 못한 상황이 현실적으로 눈앞에 펼쳐지고 있는 실정이라고 보겠다.

헌법 제13조의 일사부재리의 원칙에 입각한 전날의 판례인 헌재결(2002. 7. 18 2000헌바57)에서, "일사부재리 또는 이중 처벌금지의 원칙에 있어서 처벌이라고 함은 원칙적으로 범죄에 대한 국가의 형벌권 실행으로서의 과벌을 의미하는 것이고, 국가가 행하는 일체의 제재나 불이익 처분이 모두 그에 포함된다고는 할 수 없다"라는 엄연한 판례 자체도 묵살해 가면서 헌법에 위반된 법리 해석을 하여도 그 구제 방법이 명문화되어 있지 아니하다고 하여 실체적 진실 밝히길 외면하는 소극적 자세를 취한다면 헌법기관으로서의 그 존재 가치조차 없다고 보기에 어떤 방식으로든 헌소법 제72조에 의한 헌법재판소 지정재판부의 부적법한 법리 해석에 대한 구제 방법을 모색함에는 위헌소법 제41조 제1항의 개정 등이 그 방법의 하나가 된다고 사료되는 바라 하겠다.

1) 2010 헌마 187 결정문 내용 (위헌법률심판청구에 대한 결정)

2) 헌법 재판소법 제72조 제1항

3) 헌법 제107조 제1항

4) 헌법 제101~110조

5) 헌법 제111~113조

6) 법원조직법 제3조 제1항

7) 헌법재판소법 제41조 제1항

8) 헌법 제27조 제1항

9) 헌법재판소법 제1조

10) 헌법재판소법 제2조

11) 헌법 제103조

12) 헌소법 제69조 제1, 2항

13) 헌소법 제25조 1, 2, 3항

14) 2010헌마223공권력행사위헌확인결정문중 판단 부분 중

15) 특허법원 2004허 7142호 거절결정(특)사건

16) 2010헌마161헌법소원심판청구서 청구취지부분 내용 중

17) 2010헌마161헌법소원심판청구에 따른 헌법재판소결정문 내용 중

18) 민사소송법 제290조 후단 부분

19) 2010헌마223헌법소원심판청구서중 청구취지부분 중

20) 2010헌마223헌법소원심판청구에 따른 헌법재판소 제
   2지정재판부 결정 내용 중
21) 헌법재판소법 제39조
22) 헌법 제13조
23) 2010헌마119 재심헌법소원심판청구서 내용 중 청구취
   지 중
24) 2010헌마119 재심헌법소원심판 청구에 따른 헌법재판
   소 제3지점재판부 결정내용 중
25) 특허법원 2006재허39 거절결정(특)사건
26) 2010헌마162 헌법소원심판청구서 청구취지 부분 내용
   중
27) 접수우체국 우편물류과 이심근 2010.2.26자 작성 종적
   조회 결과보고서
28) 2010헌마224 헌법소원심판 청구서 청구취지 부분 중
29) 2010헌마224 헌법소원심판청구에 대한 헌법재판소제3
   지점재판부의 결정문 내용 중
30) 2010헌마117 재심헌법소원심판청구서 청구취지 부분
   중
31) 2010헌마117재심헌법소원심판청구서에 따른 헌법재
   판소 제2지정재판부의 결정문 내용 중
32) 헌소법68조
33) 위헌법률심판제정신청(헌소법 제68조의 '법원의 재
   판을 제외하고는' 의 부분에 대하여)
34) 2010헌마425 헌소법 제68조 제1항 위헌 확인 결정문
   중

不朽 Books 건강

학영사의 '불후 북스' 건강 시리즈

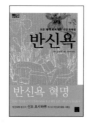

모든 병에 효과 있는 건강 목욕법
반신욕

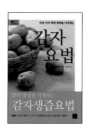

여러 가지 병에 위력을 나타내는
감자요법

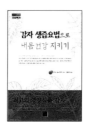

감자생즙으로
내몸 건강 지키기

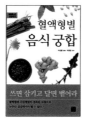

쓰면 삼키고 달면 뱉어라
혈액형별 음식궁합

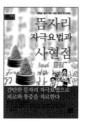

만화로 쉽게 따라 하는 즉석 민간요법
뜸자리 자극요법과
사혈점

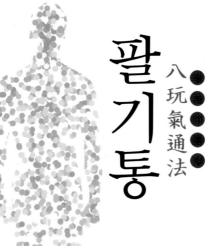

팔기통

八玩氣通法

氣血소통강화법

음식물이 위에 들어온 것을 폐에 전해주면 5장6부가 기를 받게
되고, 그의 맑은 것은 영(榮)이 되고, 그의 흐린 것은 위(衛)가 되
며, 영은 맥 속에 있고, 위는 맥 밖에 있다.

영이 쉬지 않고 50번 돈 다음, 다시 처음 돌기 시작한데서 위와
만나게 된다. 이렇게 음양이 서로 간통되어 하나의 고리와 같이
끝이 없다.

0351

9 788978 983952

ISBN 978-89-7898-395-

값 13,000원